珍版海外中醫古籍善本叢書

醫學統宗

（校點本）

明·何柬 補遺續撰

鄭金生 校點

人民衛生出版社

·北京·

圖書在版編目(CIP)數據

醫學統宗:校點本/(明)何柬補遺續撰;鄭金生
校點. —北京:人民衛生出版社,2024.3
(醫典重光:珍版海外中醫古籍善本叢書)
ISBN 978-7-117-34658-0

Ⅰ. ①醫…　Ⅱ. ①何…②鄭…　Ⅲ. ①中醫典籍－中
國－明代　Ⅳ. ①R2-52

中國國家版本館 CIP 數據核字(2023)第 048609 號

醫典重光——珍版海外中醫古籍善本叢書
醫學統宗(校點本)

Yidian Chongguang——Zhenban Haiwai Zhongyi Guji Shanben Congshu
Yixue Tongzong(Jiaodianben)

補遺續撰：明·何　柬
校　　點：鄭金生
出版發行：人民衛生出版社（中繼綫 010-59780011）
地　　址：北京市朝陽區潘家園南里 19 號
郵　　編：100021
E - mail：pmph@pmph.com
購書熱綫：010-59787592　010-59787584　010-65264830
印　　刷：北京雅昌藝術印刷有限公司
經　　銷：新華書店
開　　本：889×1194　1/16　　印張：14　　插頁：1
字　　數：222 千字
版　　次：2024 年 3 月第 1 版
印　　次：2024 年 3 月第 1 次印刷
標準書號：ISBN 978-7-117-34658-0
定　　價：159.00 元
打擊盜版舉報電話：010-59787491　E-mail：WQ@pmph.com
質量問題聯系電話：010-59787234　E-mail：zhiliang@pmph.com
數字融合服務電話：4001118166　E-mail：zengzhi@pmph.com

珍版海外中醫古籍善本叢書

叢書顧問

　王永炎

　真柳誠 [日]

　文樹德 (Paul Ulrich Unschuld)[德]

叢書總主編

　鄭金生

　張志斌

校點凡例

一、《醫學統宗》爲明·何柬補遺續撰，約成書于明嘉靖二十八年（1549）或稍後幾年，含子書 7 種。本次校點底本爲明隆慶三年（1569）刊本。原書藏日本京都大學圖書館。

二、本書採用橫排、繁體、現代標點。繁體字以 2021 年版《古籍印刷通用字規範字形表》爲準（該字表中如無此字，則按原書）。原書豎排時顯示文字位置的"右""左"等字樣一律保持原字，不做改動。原底本中的雙行小字，今統一改爲單行小字。

三、底本原無目錄，今在分析原書結構基礎上，依據正文實際内容，新編目錄。凡六角符號"〔 〕"中的標題均系新擬，以便查閱。

四、校點本對原書内容不删節、不改編，盡力保持原書面貌，因此原書可能存在個別不妥之處，爲保證書稿完整性仍予保留。某些不合時宜、或來源于當今受保護動植物的藥物（如虎骨、犀角等），請讀者注意甄別，勿盲目襲用。每卷後重復出現的書名卷次等，徑删不出注。

五、本書爲孤本僅存，無可用作對校之本，故只能依仗本書所用各種文獻（如《難經本義》《診家樞要》等）進行校勘。若底本引文雖有化裁，但文理通順，意義無實質改變者，不改不注。惟引文改變原意或文義不通時，方據情酌改，或仍存其舊，均加校記。

六、凡底本的異體字、俗寫字，或筆畫有差錯殘缺，或明顯筆誤，均徑改作正體字，一般不出注，或于首見處出注。某些古籍中常見的極易混淆的形似字（如"已、己、巳""太、大"等），一概徑改不注。某些人名、書名、方藥名中，間有采用不同文字者，或存或改，則需酌情核定，或加注説明。不同時代所用藥名、穴名等，整理古籍當保持其時代特徵。例如穴名"瘂門”見於宋以前，宋《銅人腧穴鍼灸圖經》作“瘂門”，且注云“一作瘖”，現代多作“啞門”。“瘖”“瘂”“啞”之間無繁簡、正異關係，“瘖”發音亦不同。故各依底本，存其舊貌。

七、原書的古今字、通假字，一般不加改動，以存原貌，如藏（臟）、府（腑）等字。避諱字一般不改。若書中同一名詞，或用古今字、通假字，或用正字，則統一用正字，如“鬲腧”統作“膈俞”、“亶中”統作“膻中”之類。

八、凡屬難字、冷僻字、異讀字，以及少量疑難術語，酌情加以注釋。原稿漫漶不清、脫漏之文字，若能通過考證得以解決，則加注説明。首次出注，後同則不另加注。

九、不規範的醫藥術語名詞（含中藥名、腧穴名等），凡屬誤名者均改爲正名，必要時在該名首次出現時加注説明。別名不改。若屬異名，或名稱異寫、俗寫者，原則上均依底本，必要時予以改正，并在首次改正時加注説明。

十、本書屬個人叢書，各子書體例不一，如《難經本義補遺》中的《難經》原文首字頂格，注家之文低一格。爲顯目起見，本書將《難經》原文字體加粗。其餘子書體例也根據不同情況予以調整。原書某些篇節大塊文字，不便閲讀理解，今酌情予以分段。某些特殊標記，亦酌情用現在更爲簡便易讀的方式予以替換。

目錄

《醫學統宗》附滑氏《診家樞要》

《醫學統宗》附《醫書大略統體》

《醫學統宗·難經本義補遺》

盧國　扁鵲　秦越人　述

許昌攖寧生滑壽伯仁集注

海陵一陽子何東文選補遺

卷　上

一難曰：十二經皆有動脉，獨取寸口，以決五藏六府死生吉凶之法，何謂也？ 一難至二十一難皆言脉。

滑氏曰：十二經，謂手足三陰三陽，合爲十二經也。手經則太陰肺、陽明大腸、少陰心、太陽小腸、厥陰心包絡、少陽三焦也。足經則太陰脾、陽明胃、少陰腎、太陽膀胱、厥陰肝、少陽膽也。皆有動脉者，如手太陰脉動中府、雲門、天府、俠白，手陽明脉動合谷、陽溪，手少陰脉動極泉，手太陽脉動天窗，手厥陰脉動勞宮，手少陽脉動和髎，足太陰脉動箕門、衝門，足陽明脉動衝陽、大迎、人迎、氣衝，足少陰脉動太溪、陰穀，足太陽脉動委中，足厥陰脉動太冲、五里、陰廉，足少陽脉動下關、聽會之類也。謂之經者，以榮衞之流行經常不息者而言。謂之脉者，以血理之分衺行體者而言也。故經者，徑也；脉者，陌也。越人之意，蓋謂凡此十二經，經皆有動脉。如上文所云者，今置不取，乃獨取寸口，以決藏府死生吉凶何耶？

一陽曰：《內經》論三部九候，上部天，兩額之動脉。在額兩傍動應于手，足少陽脉氣所行也。上部地，兩頰之動脉。在鼻孔下兩傍近于巨髎之分，動應于手，足陽明脉氣之所行。上部人，耳前之脉。在耳前陷者中，動應于手。○二少陽[1]脉氣之所行也。中部天，手太陰也。謂肺脉也。在掌後寸口中，是謂經渠，動應于手。中部地，手陽明也。謂大腸脉也。在手大指次指歧骨間，合谷之分，動應于手也。中部人，手少陰也。謂心脉也。在掌後銳骨之端，神門之分，動應于手也。《靈樞經•持鍼縱捨論[2]》問曰：少陰無輸，心不病乎？對曰：其外經病而藏不病，故獨取其經于掌後銳骨之端，正謂此也。下部天，足厥陰也。謂肝脉也。在毛際外、羊矢下一寸半陷中，五里之分，臥而取之，動應于手也。女子取太衝，在足大指本節後二寸陷中是。下部地，足少陰也。謂腎脉也。在足內踝後跟骨上陷中，太溪之分，動應手也。下部人，足太陰也。謂脾脉也。在魚腹上越筋間，直五里下，箕門之分，寬鞏足，單衣沉取乃得之，而動應于手也。候胃氣者當取足跗之上，衝陽之分，穴中脉動乃應手也。故下部之天以候肝，足厥陰脉行其中也。地以候腎，足少陰脉行其中也。人以候脾胃之氣。足太陰脉行其中也。脾與胃，以膜相連，故以候脾兼候胃也。帝曰：中部之候奈何？岐伯曰：亦有天，亦有地，亦有人。天以候

1　二少陽：其前"○"乃分隔符號。"二少陽"指手少陽、足少陽二經脉。

2　持鍼縱捨論：今本《靈樞經》無此篇，此下引文見《靈樞•邪客》。

肺，手太陰脉當其處也。地以候胸中之氣，手陽明脉當其處也。《經》云：腸胃同候，故以候胸中也。人以候心。手少陰脉當其處也。帝曰：上部以何候之？岐伯曰：亦有天，亦有地，亦有人。天以候頭角之氣，位在頭角之分，故以候頭角之氣也。地以候口齒之氣，位近口齒，故以候之。人以候耳目之氣。以位當耳前脉，抵于目外眥，故以候之。三部者，各有天，各有地、各有人。

⬜一陽曰：天地不出一陰一陽，越人開手便有陰陽兩字，正所謂一陰一陽之謂道。此一章言診左寸口脉，應漏百刻周于身，復會寸口。人肖天地陰陽造化之體，贊三才而爲用者也。按十二經動脉，論其所在，據寸口爲手太陰之脉動，乃太淵、經渠之所。太淵爲俞，經渠爲經。大抵不出井、滎、俞、經、合五穴之內，纔穩當。下文越人云：寸口者脉之大會，手太陰之脉動也。滑氏謂手太陰動脉中府、雲門、天府、俠白，似未穩當，哲者再考。

十二經動脉：一陽子補注。

肺：太淵、經渠。　　　　　大腸：三間、合谷、陽溪。

胃：衝陽、解溪、人迎。大迎亦通。　脾：太白、商丘。

心：神門、靈道。　　　　　小腸：後溪、腕[1]骨。

膀胱：束骨、京骨。　　　　腎：太溪、復溜。

心包：大陵、間使　　　　　三焦：中渚、陽池。

膽：臨泣、丘墟。　　　　　肝：太冲、中封。

外歲氣又有五穴：

金肺：尺澤。　相火：天府。　木肝：太冲。

水腎：太溪。　火心：神門。　土脾：衝陽。

歲氣先時取化源，又有五穴：

木：太冲。　火：大陵。　土：太白。　金：太淵。　水：太溪。

然。寸口者，脉之大會，手太陰之脉動也。"然"者，答辭，諸篇准此。

⬜滑氏曰：此一篇之大指，下文乃詳言之。寸口謂氣口也，居手太陰魚際，卻行一寸之分。氣口之下曰關、曰尺云者，皆手太陰所歷之處，而手太陰又爲百脉流注朝會之始也。《五藏別論》帝曰：氣口何以獨爲五藏主？岐伯曰：胃

---

1 腕：原誤作"脘"。據文義，當作"腕"，卽手腕，因改。下同徑改。

者水穀之海，六府之大源也。五味入口，藏于胃，以養五藏氣，而變見于氣口也。《靈樞》第一篇云：脉會太淵。《玉版論》云："行奇恆之法，自太陰始。"注謂先以氣口太陰之脉，定四時之正氣，然後度量奇恆之氣也。《經脉別論》云："肺朝百脉。"又云："氣口成寸，以決死生。"合數論而觀之，信知寸口當手太陰之部而爲脉之大會明矣。此越人立問之意，所以獨取夫寸口，而後世宗之爲不易之法，著之篇首，乃開卷第一義也。學者詳之。

人一呼脉行三寸，一吸脉行三寸，呼吸定息，脉行六寸。人一日一夜，凡一萬三千五百息，脉行五十度周于身，漏水下百刻。榮衛行陽二十五度，行陰亦二十五度，爲一周也。故五十度復會于手太陰寸口者，五藏六府之所終始，故法取于寸口也。

滑氏曰：承上文言，人謂平人，不病而息數匀者也。呼者，氣之出，陽也。吸者，氣之入，陰也。《内經・平人氣象論》云：人一呼脉再動，一吸脉再動，呼吸定息，脉五動，閏以太息，命曰平人。故平人一呼脉行三寸，一吸脉行三寸，呼吸定息，脉行六寸，以呼吸之數言之。一日一夜，凡一萬三千五百息。以脉行之數言之，則五十度周于身，而榮衛之行于陽者二十五度，行于陰者亦二十五度。出入陰陽，參交互注，無少間斷。五十度畢，適當漏下百刻，爲一晬時。又明日之平旦矣，迺復會于手太陰。此寸口所以爲五藏六府之所終始，而法有取于是焉。蓋以榮衛始于中焦，注手太陰、陽明，陽明注足陽明、太陰，太陰注手少陰、太陽，太陽注足太陽、少陰，少陰注手心主、少陽，少陽注足少陽、厥陰，計呼吸二百七十息，脉行一十六丈二尺，漏下二刻，爲一周身，于是復還注手太陰，積而盈之。人一呼一吸爲一息，每刻一百三十五息。每時八刻，計一千八十息。十二時九十六刻，計一萬二千九百六十息，刻之餘分，得五百四十息，合一萬三千五百息也。一息脉行六寸，每二刻二百七十息，脉行一十六丈二尺。每時八刻，脉行六十四丈八尺，榮衛四周于身。十二時，計九十六刻，脉行七百七十七丈六尺，爲四十八周身。刻之餘分，行二周身，得三十二丈四尺。總之爲五十度周身，脉得八百一十丈也。此呼吸之息，脉行之數，周身之度，合晝夜百刻之詳也。行陽行陰，謂行晝行夜也。

一陽曰：呼吸兩字，生生不窮，往過來續，天地不出一呼一吸，貫天人一理，内隱生育化機之奧。此終始參二十三難終始，看張世賢圖注。説行陽止行于諸腑，行陰止行于諸臟。夫人身氣血陰陽，參互分不開，渠將腑臟分開，晝行腑，夜行臟，何謬妄不思之甚而如此！學者勿執。

二難曰：脉有尺寸，何謂也？然。尺寸者，脉之大要會也。

滑氏曰：尺，《說文》云：尺，度名，十寸也。人手卻[1]十分動脉爲寸口。十寸爲尺，規矩事也。古者寸尺，只尋常切諸度量，皆以人之體爲法，故從尸，從乀，象布指之狀，司十分也。人手卻一寸動脉，謂之寸口，從又從一。○按：如《說文》所紀，尤可見人體中脉之尺寸也。尺，陰分；寸，陽分也。人之一身，經絡、榮衛、五藏六府，莫不由于陰陽，而或過與不及，于尺寸見焉，故爲脉之大要會也。一難言寸口爲脉之大會，以肺朝百脉而言也。此言尺寸爲脉之大要會，以陰陽對待而言也。大抵手太陰之脉，由中焦出行，一路直至兩手大指之端。其魚際卻行一寸九分，通謂之寸口，于一寸九分之中，曰尺、曰寸，而關在其中也。

一陽曰：尺寸是陰陽。此一章分出地界來，陰陽之常。

從關至尺，是尺內，陰之所治也。從關至魚際，是寸口內，陽之所治也。

滑氏曰：關者，掌後高骨之分，寸後尺前，兩境之間，陰陽之界限也。從關至尺澤，謂之尺。尺之內，陰之所治也。從關至魚際，是寸口。寸口之內，陽之所治也。故孫思邈云：從肘腕中橫文至掌魚際後文，卻而十分之，而入取九分，是爲尺。此九分者，自肘腕入至魚際爲一尺，十分之爲十寸，取第九分之一寸中爲脉之尺位。從魚際後文，卻還度取十分之一，則是寸。此寸字，非寸關尺之寸，乃從肘腕橫文至魚際，卻而取十分中之一，是一寸也。以此一寸之中，取九分，爲脉之寸口，故下文云。寸十分之，而入取九分之中，則寸口也。

故分寸爲尺，分尺爲寸。

滑氏曰：寸爲陽，尺爲陰，陽上而陰下。寸之下，尺也；尺之上，寸也。關居其中，以爲限也。分寸爲尺，分尺爲寸，此之謂歟。分猶別也。

1　卻：原作“部”，據《難經本義》改。

故陰得尺內一寸，陽得寸內九分。

滑氏曰：老陰之數終于十，故陰得尺內之一寸。此尺字指魚際至尺澤，通計十寸者而言。老陽之數極于九，故陽得寸內之九分。此寸字，指人手卻寸而言。

尺寸終始一寸九分，故曰尺寸也。

滑氏曰：寸爲尺之始，尺者寸之終。云尺寸者，以終始對待而言。其實貯寸得九分，尺得一寸，皆陰陽之盈數也。龐安常云：越人取手太陰之行，度魚際後一寸九分，以配陰陽之數，蓋謂此也。

三難曰：脉有太過，有不及，有陰陽相乘，有覆有溢，有關有格，何謂也？ 有圖。

滑氏曰：太過、不及，病脉也。關格、覆溢，死脉也。關格之說，《素問·六節臟象論》及《靈樞》第九篇、第四十九篇皆主氣口、人迎，以陽經取決于人迎，陰經取決于氣口也。今越人乃以關前、關後言者，以寸爲陽而尺爲陰也。

一陽曰：此一章言地界上太過不及，正是陰陽變處。此太過不及，在陰陽相乘。上說與十五難太過不及不同。

然。關之前者，陽之動也。脉當見九分而浮，過者法曰太過，減者法曰不及。

滑氏曰：關前爲陽，寸脉所動之位。脉見九分而浮。九陽數，寸之位，浮陽脉是其常也。過謂過于本位，過于常脉。不及謂不及本位，不及常脉，是皆病脉也。

一陽曰：四難方言浮沉，此三難先說出浮沉兩字。

遂上魚爲溢，爲外關內格，此陰乘之脉也。

滑氏曰：遂者，遂也，徑行而直前也。謝氏謂"遂者，直上直下，殊無回生之意[1]"，甚有旨哉！《經》曰：陰氣太盛，則陽氣不得相營也。以陽氣不得營于陰，陰遂上出而溢于魚際之分，爲外關內格也。外關內格，謂陽外閉而不下

1　殊無回生之意：《難經本義》作"殊無回于之生意"。

陰，從而內出以格拒之，此陰乘陽位之脉也。

關以後者，陰之動也。脉當見一寸而沉，過者法曰太過，減者法曰不及。

滑氏曰：關後爲陰，尺脉所動之位，脉見一寸而沉。一寸陰數，尺之位沉，陰脉是其常也。過謂過于本位，過于常脉；不及謂不及本位，不及常脉，皆病脉也。

遂入尺爲覆，爲内關外格，此陽乘之脉也。

滑氏曰：《經》曰：陽氣太盛，則陰氣不得相營也。以陰不得營于陽，陽遂下陷而覆于尺之分，爲内關外格也。内關外格，謂陰内閉而不上，陽從而外入以格拒之，此陽乘陰位之脉也。

故曰覆溢。

滑氏曰：覆如物之覆，由上而傾于下也。溢如水之溢，由内而出乎外也。

是其真藏之脉，人不病而死也。

滑氏曰：覆溢之脉，乃孤陰獨陽，上下相離之診。故曰真藏之脉，謂無胃氣以和之也。凡人得此脉，雖不病猶死也。○此篇言陰陽之太過不及，雖爲病脉，猶未至危殆。若遂上魚入尺而爲覆溢，則死脉也。此"遂"字最爲切緊，蓋承上起下之要言。不然則太過不及、陰陽相乘、關格覆溢，渾爲一意，漫無輕重矣。

或問：此篇之陰陽相乘，與二十篇之說同異？曰：此篇乃陰陽相乘之極而爲覆溢，二十篇則陰陽更相乘而伏匿也。"更"之一字，與此篇"遂"字大有逕庭。更者，更互之更。遂者，直遂之遂。而覆溢與伏匿，又不能無辨。蓋覆溢爲死脉，伏匿爲病脉，故不可同日語也。○此書首三篇，乃越人開卷第一義也。一難言寸口，統陰陽關尺而言。二難言尺寸，以陰陽始終對待而言，關亦在其中矣。三難之覆溢，以陰陽關格而言，尤見關爲津要之所。合而觀之，三部之義備矣。一、二難言陰陽之常，三難言陰陽之變。

一陽曰：與二十難、三十七難第三條互看。

四難曰：脉有陰陽之法，何謂也？然。呼出心與肺，吸入腎與肝，呼吸之間，脾受穀味也。其脉在中。

滑氏曰：呼出爲陽，吸入爲陰；心肺爲陽，腎肝爲陰。各以部位之高下而應之也。一呼再動，心肺主之。一吸再動，腎肝主之。呼吸定息，脉五動，閏以太息，脾之候也。故曰呼吸之間，脾受穀味也。其脉在中。在中者，在陰陽呼吸之中。何[1]則，以脾受穀味，灌漑諸藏，諸藏皆受氣于脾土，主中宮之義也。

一陽曰：此一章診脉之要，辨陰陽之法，一定準繩，不可易者也。五難准此。

浮者陽也，沉者陰也，故曰陰陽也。

滑氏曰：浮爲陽，沉爲陰，此承上文而起下文之義。

一陽曰：前三難，預言陽脉陰脉浮沉。

心肺俱浮，何以別之？然。浮而大散者，心也。浮而短濇者，肺也。腎肝俱沉，何以別之？然。牢而長者，肝也。按之濡，舉指來實者，腎也。脾者中州，故其脉在中。是陰陽之法也。

滑氏曰：心肺俱浮而有別也。心爲陽中之陽，故其脉浮而大散。肺爲陽中之陰，其脉浮而短濇。肝腎俱沉而有別也。肝爲陰中之陽，其脉牢而長。腎爲陰中之陰，其脉按之濡，舉指來實。古益袁氏謂：腎屬水，脉按之濡，舉指來實，外柔內剛，水之象也。脾説見前。

一陽曰：此是五藏脉的總法。十五難春弦、夏鉤、秋毛、冬石，亦不離此爲主。脉在中的“中”字，在四臟各各之中，卽滑氏“在陰陽呼吸之中”也。

脉有一陰一陽，一陰二陽，一陰三陽；有一陽一陰，一陽二陰，一陽三陰。如此之言，寸口有六脉俱動邪？然。此言者，非有六脉俱動也。謂浮、沉、長、短、滑、濇也。浮者，陽也；滑者，陽也；長者，陽也。沉者，陰也；短者，陰也；濇者，陰也。所謂一陰一陽者，謂脉來沉而滑也。一陰二陽者，謂脉來沉滑而長也。一陰三陽者，謂脉來浮滑而長，時一

1　何：原脱，據《難經本義》補。

沉也。**所言一陽一陰者，謂脉來浮而澀也。一陽二陰者，謂脉來長而沉澀也。一陽三陰者，謂脉來沉澀而短，時一浮也。各以其經所在，名病逆順也。**

[滑氏曰]：又設問答，以明陰陽。脉見于三部者，不單至也。惟其不單至，故有此六脉相兼而見。浮者輕手得之，長者通度本位，滑者往來流利，皆陽脉也。沉者重手得之，短者不及本位，澀者往來凝滯，皆陰脉也。惟其相兼，故有一陰一陽，又一陽一陰，如是之不一也。夫脉之所至，病之所在也。以脉與病及經絡藏府參之，某爲宜，某爲不宜，四時相應不相應，以名病之逆順也。

[一陽曰]：六脉重在浮沉兩字。此言經卽俞經之經。上十二經動脉，獨不在經過之處以驗之乎？下文五難至十難，以後參看便是，各以其經所在名病逆順也。"逆順"二字，隱生尅制化奧理，玄哉！

五難曰：脉有輕重，何謂也？然。初持脉，如三菽之重，與皮毛相得者，肺部也。如六菽之重，與血脉相得者，心部也。如九菽之重，與肌肉相得者，脾部也。如十二菽之重，與筋平者，肝部也。按之至骨，舉指來疾者，腎部也。故曰輕重也。

[滑氏曰]：肺最居上，主候皮毛，故其脉如三菽之重。心在肺下，主血脉，故其脉如六菽之重。脾在心下，主肌肉，故其脉如九菽之重。肝在脾下，主筋，故其脉如十二菽之重。腎在肝下，主骨，故其脉按之至骨，舉指來實。腎不言菽，以類推之，當如十五菽之重。今按此法，以輕重言之，卽浮、中、沉之意也。然于《樞》《素》無所見。將古脉法而有所授受邪？抑越人自得之見邪？廬陵謝氏曰：此寸關尺所主藏府，各有分位，而一部之中，脉又自有輕重。因舉陵陽虞氏説云：假令左手寸口，如三菽之重得之，乃知肺氣之至；如六菽之重得之，知本經之至，餘以類求之。夫如是，乃知五藏之氣，更相溉灌，六脉因茲，亦有準繩，可以定吉凶、言疾病矣。關、尺皆然，如十難中十變脉例而消息之也。

[一陽曰]：此篇輕重便是陰陽。應上文心肺俱浮何以別之，肝腎俱沉何以別之，參看此一章。指法之輕重，以知陰陽灌溉之相乘也。越人云"菽"，大抵是個約摸的法，見輕重有個差等，非真如菽之重也。如肥人肌肉堅厚，指下十數兩重，方切着肺脉，所以越人先説菽，及到腎部，便云按之至骨。一個"骨"字，隨你下指多重，尋之，便説得停當。滑氏注云"故其脉如三菽、如六菽"，

似背些，不若添一"診"字，診其肺如三菽、如六菽，方合本經"得"字意。

六難曰：脉有陰盛陽虛，陽盛陰虛，何謂也？然。浮之損小，沉之實大，故曰陰盛陽虛；沉之損小，浮之實大，故曰陽盛陰虛，是陰陽虛實之意也。

滑氏曰：浮沉以下指輕重言，盛虛以陰陽盈虧言。輕手取之而見減小，重手取之而見實大，知其爲陰盛陽虛也。重手取之而見損小，輕手取之而見實大，知其爲陽盛陰虛也。大抵輕手取之陽之分，重手取之陰之分，不拘何部，率以是推之。

一陽曰：四個"之"字，是下指輕重消息切脉的法。上文脉有輕重，説五臟部位。此浮沉即是輕重，説陰陽虛實。一百分診家緊要關節。

七難曰：《經》言少陽之至，乍大乍小，乍短乍長。陽明之至，浮大而短。太陽之至，洪大而長。太陰之至，緊大而長。少陰之至，緊細而微。厥陰之至，沉短而敦。此六者，是平脉邪？將病脉耶？然。皆王脉也。

滑氏曰：六者之王，説見下文。

其氣以何月各王幾日？然。冬至之後，得甲子，少陽王。復得甲子，陽明王。復得甲子，太陽王。復得甲子，太陰王。復得甲子，少陰王。復得甲子，厥陰王。王各六十日，六六三百六十日，以成一歲。此三陽三陰之旺時日大要也。

滑氏曰：上文言三陽三陰之王脉，此言三陽三陰之王時，當其時則見其脉也。歷家之説，以上古十一月甲子，合朔冬至爲歷元。蓋取夫氣朔之分齊也。然天度之運，與日月之行，遲速不一，歲各有差。越人所謂冬至之後得甲子，亦以此歟。是故氣朔之不齊，節候之早晚，不能常也。故丁氏注，謂冬至之後得甲子，或在小寒之初，或在大寒之後，少陽之至始于此，餘經各以次繼之。紀氏亦謂，自冬至之日，一陽始生，于冬至之後得甲子，少陽脉王也。若原其本始，以十一月甲子合朔冬至常例推之，則少陽之王便當從此日始，至正月中，餘經各以次繼之。少陽之至，陽氣尚微，故其脉乍大乍小、乍短乍長。陽明之至，猶有陰也，故其脉浮大而短。太陽之至，陽盛而極也，故其脉洪大而長。陽盛極則變而之陰矣，故夏至後爲三陰用事之始。而太陰之至，陰氣尚微，故其脉緊大而長。少陰之至，陰漸盛也，故其脉緊細而微。厥陰之至，陰盛而極也，故其脉沉短以敦，陰盛極則變而之陽，仍三陽用事之始也。此則三陽三陰之王脉，所以周六甲而循四時，率皆從微以至乎著，自漸而趨于極，各有其序也。袁氏曰：春溫而夏暑，秋涼而冬寒，故人六經之脉，亦隨四時陰陽消長，迭運而至也。○劉溫舒曰：《至真要論》云：厥陰之至其脉弦[1]，少陰之至其脉鉤，太陰之至其脉沉，少陽之至大而浮，陽明之至短而澀，太陽之至大而長。亦隨天地之氣卷舒也。如春弦夏洪，秋毛冬石之類，則五運、六氣、四時亦皆應之而見于脉爾。若《平人氣象論》，太陽脉至，洪大而長。少陽脉至，乍數乍疏，乍短乍長。陽明脉至，浮大而短。《難經》引之，以論三陰三陽之脉者，以陰陽始生之淺深而言之也。○篇首稱“《經》言”二字，考之《樞》《素》，無所見。《平人氣象論》雖略有其説而不詳。豈越人之時，別有所謂上古文字耶？將《內經》有之，而後世脱簡耶？是不可知也。後凡言“《經》言”而無所考者，義皆仿此。

　　一陽曰：此篇“《經》言”無所考，即十六難“六十首”也。故“六十首”注云“亦無所考”。此四時平人王脉，越人舉其常而言。若南北二政，主客加臨，五運六氣淫復于外，七情六鬱撓雜于中，又不拘于此矣。在學者知其大概，以意而消息，明理者自不固執也。越人時日大要意味無窮，則南北二政，勝復之脉，皆在大要之中矣。正所謂句句皆理，字字可法。

　　八難曰：寸口脉平而死者，何謂也？然。諸十二經脉者，皆係于生氣之原。所謂生氣之原者，謂十二經之根本也，謂腎間動氣也。此五藏六府之本，十二經脉之根，呼吸之門，三焦之原，一名守邪之神。故氣者，人之根本也，根絕則莖葉枯矣。寸口脉平而死者，生氣獨絕于內也。

　　滑氏曰：腎間動氣，人所得于天以生之氣也。腎爲子水，位乎坎，北方卦也。乃天一之數，而火木金土之先也。所以爲生氣之原，諸經之根本，又爲守邪之神也。原氣勝則邪不能侵，原氣絕則死，如木根絕而莖葉枯矣。故寸口脉平而死者，以生氣獨絕于內也。○此篇與第一難之説，義若相悖，然各有所指也。一難以寸口決死生者，謂寸口爲脉之大會，而穀氣之變見也。此篇以

1　弦：其下原有“短”字，《難經本義》無此字，《素問·至真要大論篇》亦無此字，當衍，故刪。

原氣言也。人之原氣盛則生，原氣絶則寸口脉雖平猶死也。原氣言其體，穀氣言其用也。

一陽曰：此重在尺上腎脉上着力説。首章言獨取寸口以決五臟六腑死生，此言寸口脉平而死，越人之言何悖戾哉！蓋此或爲病劇形脱者論耳。《内經》謂形肉已脱，九候雖調者死。凡見病劇者，形體尪羸，大肉已脱，雖六脉平和，尤當診候衝陽、太溪，更候臍下腎間動氣，或動氣未絶，猶有可生，動氣如絶，雖三部脉平和，當燈油燃盡復亮，其死無疑矣。醫者不可不知。此"呼吸"二字是陰陽。首章言十二經，此又言十二經，可與十一難、十四難終一條參看。

九難曰：何以別知藏府之病耶？然。數者，府也；遲者，藏也。數則爲熱，遲則爲寒。諸陽爲熱，諸陰爲寒。故以別知藏府之病也。 有圖。

滑氏曰：凡人之脉，一呼一吸爲一息。一息之間脉四至，閏以太息，脉五至，命曰平人。平人者，不病之脉也。其有增減，則爲病焉。故一息三至曰遲，不足之脉也。一息六至曰數，太過之脉也。藏爲陰，府爲陽。脉數者，屬府，爲陽爲熱。脉遲者，屬藏，爲陰爲寒。不特是也，諸陽脉皆爲熱，諸陰脉皆爲寒。藏府之病，由是別之。

一陽曰：此藏府是陰陽，下指切近總法。天地元氣自冬至後多一刻，則漸漸熱；到夏至後減一刻，則漸漸寒。越人神會，竊天地之消息矣。

十難曰：一脉爲十變者，何謂也？然。五邪剛柔相逢之意也。假令心脉急甚者，肝邪干心也。心脉微急者，膽邪干小腸也。心脉大甚者，心邪自干心也。心脉微大者，小腸邪自干小腸也。心脉緩甚者，脾邪干心也。心脉微緩者，胃邪干小腸也。心脉澀甚者，肺邪干心也。心脉微澀者，大腸邪干于小腸也。心脉沉甚者，腎邪干心也。心脉微沉者，膀胱邪干小腸也。五藏各有剛柔邪，故令一脉輒變爲十也。

補遺[1]：

肝脉急甚者，肝邪自干肝也。肝脉微急者，膽邪自干膽也。肝脉大甚者，

1　補遺：據下文"一陽曰"："予妄爲越人補肝、脾、肺、腎四十變"，可知此補遺乃何柬所補。

心邪干肝也。肝脉微大者,小腸邪干膽也。肝脉緩甚者,脾邪干肝也。肝脉微緩者,胃邪干膽也。肝脉澀甚者,肺邪干肝也。肝脉微澀者,大腸邪干膽也。肝脉沉甚者,腎邪干肝也。肝脉微沉者,膀胱邪干膽也。

脾脉急甚者,肝邪干脾也。脾脉微急者,膽邪干胃也。脾脉大甚者,心邪干[1]脾也。脾脉微大者,小腸邪干胃也。脾脉緩甚者,脾邪自干脾也。脾脉微緩者,胃邪自干胃也。脾脉澀甚者,肺邪干脾也。脾脉微澀者,大腸邪干胃也。脾脉沉甚者,腎邪干脾也。脾脉微沉者,膀胱邪干胃也。

肺脉急甚者,肝邪干肺也。肺脉微急者,膽邪干大腸也。肺脉大甚者,心邪干肺也。肺脉微大者,小腸邪干大腸也。肺脉緩甚者,脾邪干肺也。肺脉微緩者,胃邪干大腸也。肺脉澀甚者,肺邪自干肺也。肺脉微澀者,大腸邪自干大腸也。肺脉沉甚者,腎邪干肺也。肺脉微沉者,膀胱邪干大腸也。

腎脉急甚者,肝邪干腎也。腎脉微急者,膽邪干膀胱也。腎脉大甚者,心邪干腎也。腎脉微大者,小腸邪干膀胱也。腎脉緩甚者,脾邪干腎也。腎脉微緩者,胃邪干膀胱也。腎脉澀甚者,肺邪干腎也。腎脉微澀者,大腸邪干膀胱也。腎脉沉甚者,腎邪自干腎也。腎脉微沉者,膀胱邪自干膀胱也。

滑氏曰:五邪者,謂五藏五府之氣,失其正而爲邪者也。剛柔者,陽爲剛,陰爲柔也。剛柔相逢,謂藏逢藏、府逢府也。五藏五府各有五邪,以脉之來甚者屬藏,微者屬府。特以心藏發其例,餘可類推,故云"一脉輒變爲十"也。

一陽曰:此剛柔是陰陽,甚臟干臟,微腑干腑。予妄爲越人補肝、脾、肺、腎四十變,以便學者易知。

十一難曰:《經》言脉不滿五十動而一止,一藏無氣者,何藏也?然。人吸者隨陰入,呼者因陽出。今吸不能至腎,至肝而還,故知一藏無氣者,腎氣先盡也。

滑氏曰:《靈樞》第五篇:人"一日一夜五十營,以營五藏之精。不應數者,名曰狂生。所謂五十營者,五藏皆受氣。持其脉口,數其至也。五十動不一代者,五藏皆受氣。四十動一代者,一藏無氣。三十動一代者,二藏無氣。

1 干:原作"肝",據本條敘事體例當作"干",因改。

二十動一代者，三藏無氣。十動一代者，四藏無氣。不滿十動一代者，五藏無氣。予之短期。"按五藏腎最在下，吸氣是遠。若五十動不滿而一止者，知腎無所資，氣當先盡。盡猶衰竭也。衰竭則不能隨諸藏氣而上矣。

一陽曰：吸者隨陰入，入的是陽氣。呼者因陽出，出的是陰氣。陽是元氣，陰是穀氣。凡人呼吸出三而入一，不出三則穀氣無以消，不入一則元氣無以續，可見陰陽互為其根。可與二十四難參看，此是候內，彼是候外。

十二難曰：《經》言五藏脉已絕于內，用鍼者，反實其外。五藏脉已絕于外，用鍼者，反實其內。內外之絕，何以別之？然。五藏脉已絕于內者，腎肝氣已絕于內也，而醫反補其心肺。五藏脉已絕于外者，其心肺脉已絕于外也，而醫反補其腎肝。陽絕補陰，陰絕補陽，是謂實實虛虛，損不足而益有餘。如此死者，醫殺之耳！

滑氏曰：《靈樞》第一篇曰："凡將用鍼，必先診脉，視氣之劇易，乃可以治也。"又第三篇曰："所謂五藏之氣已絕于內者，脉口氣內絕不至，反取其外之病處，與陽經之合，有留鍼以致陽氣，陽氣至，則內重竭，重竭則死矣。其死也，無氣以動，故靜。所謂五藏之氣已絕于外者，脉口氣外絕不至，反取其四末之輸，有留鍼以致其陰氣。陰氣至，則陽氣反入，入則逆，逆則死矣。其死也，陰氣有餘，故躁。"此《靈樞》以脉口內外言陰陽也。越人以心肺腎肝內外別陰陽，其理亦由是也。○紀氏謂：此篇言鍼法。馮氏玠謂此篇合入用鍼補瀉之類，當在六十難之後，以例相從也。

一陽曰：此章內外是陰陽。此"絕"字作"病"字、"虛"字為當，與二十四難"絕"字不同。此陰陽指內外言，內是腎肝，外是心肺。脾居中，故不言脾也。分別內外，是指下輕重、深淺、浮沉的法。

十三難曰：《經》言見其色而不得其脉，反得相勝之脉者，即死；得相生之脉者，病即自已。色之與脉，當參相應，為之奈何？

滑氏曰：《靈樞》第四篇曰："見其色，知其病，命曰明。按其脉，知其病，命曰神。問其病，知其處，命曰工。"色脉形肉，不得相失也。色青者其脉弦，赤者其脉鉤，黃者其脉代，白者其脉毛，黑者其脉石。見其色而不得其脉，謂色脉之不相得也。色脉既不相得，看得何脉，得相勝之脉即死，得相生之脉病卽自已。已，愈也。參，合也。

[一陽曰]：此章色脉便是陰陽。此是切脉內隱了望法。

然。五藏有五色，皆見于面，亦當於寸口尺內相應。假令色青，其脉當弦而急。色赤，其脉浮大而散。色黃，其脉中緩而大。色白，其脉浮澀而短。色黑，其脉沉濡而滑。此正謂五色之與脉，當參相應也。

[滑氏曰]：色脉當參相應。夫如是，則見其色得其脉矣。

脉數，尺之皮膚亦數。脉急，尺之皮膚亦急。脉緩，尺之皮膚亦緩。脉澀，尺之皮膚亦澀。脉滑，尺之皮膚亦滑。

[滑氏曰]：《靈樞》第四篇[1]，"黃帝曰：色脉已定，別之奈何？岐伯曰：調其脉之緩急、大小、滑澀"，肉之堅脆[2]，"而病變定矣"。"黃帝曰：調之奈何？岐伯答曰：脉急，尺之皮膚亦急。脉緩，尺之皮膚亦緩。脉小，尺之皮膚亦減而少氣。脉大，尺之皮膚亦賁而起。脉滑，尺之皮膚亦滑。脉澀，尺之皮膚亦澀。凡此變者，有微有甚。故善調尺者，不待于寸；善調脉者，不待于色。能參合而行之者，可以爲上工，上工十全九。行二者爲中工，中工十全八。行一者，爲下工，下工十全六。"○此通上文，所謂色脉形肉不相失也。

[一陽曰]：心、肝、脾、肺、腎似舛些，如若應上文色青起，此數字該在第二句，"急"字該在首句，抑年逾遠而傳寫訛耶？尺是下指之處，驗之。

五藏各有聲色臭味，當與寸口尺內相應，其不應者病也。假令色青，其脉浮澀而短，若大而緩爲相勝；浮大而散，若小而滑爲相生也。

[滑氏曰]："若"之爲言或也，舉色青爲例，以明相勝相生也。青者，肝之色。脉浮澀而短，肺脉也，爲金剋木。大而緩，脾脉也，爲木剋土，此相勝也。浮大而散，心脉也，爲木生火。小而滑，腎脉也，爲水生木。此相生也。此所謂得相勝之脉卽死，得相生之脉，病卽自已也。

[一陽曰]：此言聲便是聞法，臭味是問法，惜乎遺失不全也。後之學者，不

---

1 第四篇：以下引文與《靈樞經》原文大同小異，若無意義之差，不改不注。

2 肉之堅脆：此句原文無，乃滑氏據《靈樞·邪客》綴補。

可自阻，仍要努力思索，據理而消息之，以復神聖工巧四事。此是説色脉生剋，舉一以例，至三十四難，方説出聲臭味，當參此玩之。

《經》言：知一爲下工，知二爲中工，知三爲上工。上工者，十全九。中工者，十全八。下工者，十全六。此之謂也。

滑氏曰：説見前。"三"謂色、脉、皮膚三者也。○此篇問答凡五節。第一節爲問辭，第二、第三節言色脉形肉不得相失，第四節言五藏各有聲色臭味，當與寸尺相應。然假令以下，但言色脉相參，不言聲臭味，殆闕文歟？抑色之著于外者，將切于參驗歟？第五節，則以所知之多寡，爲工之上下也。

一陽曰："知三爲上工"，愚謂"三"是望、聞、切三事，或是不問之中，有問存焉三事。

十四難曰：脉有損至，何謂也？然。至之脉，一呼再至曰平，三至曰離經，四至曰奪精，五至曰死，六至曰命絶。此至之脉也。何謂損？一呼一至曰離經，再呼一至曰奪精，三呼一至曰死，四呼一至曰命絶。此損之脉也。至脉從下上，損脉從上下也。

滑氏曰：平人之脉，一呼再至，一吸再至，呼吸定息，脉四至，加之則爲過，減之則不及。過與不及，所以爲至爲損焉。離經者，離其經常之度也。奪精，精氣衰奪也。至脉從下而逆上，由腎而之肺也。損脉從上而行下，由肺而之腎也。謝氏曰：平人一呼再至，脉行三寸。今一呼三至[1]，則脉行四寸半。一息之間，計九寸。二十息之間，一百八十寸，比平人行速過六十寸。此至脉之離經也。平人一呼脉再至，行三寸，今一呼一至，只得一寸半，二十息之間，脉遲行六十寸。此損脉之離經也。若夫至脉之奪精，一呼四至，則一息之間行一尺二寸。損脉之奪精，二呼一至，則一息之間行三寸，其病又甚矣。過此者，死而命絶也。

一陽曰：損至便是陰陽。至從下上，是復卦，陽從地起。損從上下，是姤卦，陰從上來。三呼一至，四呼一至，孤陰無陽，焉得不死？

1　三至：原作"至三"，與本節行文體例不合，據《難經本義》互乙。

損脉之爲病奈何？然。一損損于皮毛，皮聚而毛落。二損損于血脉，血脉虛少，不能榮于五藏六府。三損損于肌肉，肌肉消瘦，飲食不能爲肌膚。四損損于筋，筋緩不能自收持。五損損于骨，骨痿不能起于床。反此者，至于收病也。從上下者，骨痿不能起于床者死。從下上者，皮聚而毛落者死。

滑氏曰：“至于收病也”，當作“至脉之病也”。“于收”二字誤。肺主皮毛，心主血脉，脾主肌肉，肝主筋，腎主骨，各以所主而見其所損也。反此爲至脉之病者，損脉從上下，至脉則從下上也。

一陽曰：此是候外，與二十四難參看。從上下者，是陰極也。從下上者，是陽極也。

治損之法奈何？然。損其肺者，益其氣。損其心者，調其榮衛。損其脾者，調其飲食，適其寒溫。損其肝者，緩其中。損其腎者，益其精。此治損之法也。

滑氏曰：肺主氣，心主血脉，腎主精，各以其所損而調治之。榮衛者，血脉之所資也。脾主受穀味，故損其脾者，調其飲食，適其寒溫。如春夏食涼食冷，秋冬食溫食熱，及衣服起居，各當其時是也。肝主血，血虛則中不足。一云：肝主怒，怒能傷肝，故損其肝者，緩其中。《經》曰：肝苦急，急食甘以緩之。緩者，和也。

一陽曰：此是越人五臟治法，從根上起下手，學者不可忽。精思恆竭心力，必融會廓充，自有大準繩處。

脉有一呼再至，一吸再至；有一呼三至，一吸三至；有一呼四至，一吸四至；有一呼五至，一吸五至；有一呼六至，一吸六至；有一呼一至，一吸一至；有再呼一至，再吸一至；有呼吸再至。此五字衍文。**脉來如此，何以別知其病也？**

滑氏曰：此再舉損至之脉爲問答也。蓋前之損至，以五藏自病得之于内者而言，此則以經絡血氣爲邪所中之微甚[1]，自外得之者而言也。其曰呼吸再

1　微甚：原作“甚微”，《難經本義》作“微甚”，義長，據改。

至，卽一呼一至，一吸一至之謂，疑衍文也。

然。脉來一呼再至，一吸再至，不大不小曰平。一呼三至，一吸三至，爲適得病。前大後小，則頭痛目眩；前小後大，卽胸滿短氣。一呼四至，一吸四至，病欲甚。脉洪大者，苦煩滿；沉細者，腹中痛。滑者，傷熱；澀者，中霧露。一呼五至，一吸五至，其人當困。沉細，夜加；浮大，晝加。不大不小，雖困可治。其有小大者，爲難治。一呼六至，一吸六至，爲死脉也。沉細夜死，浮大晝死。一呼一至，一吸一至，名曰損。人雖能行，猶當着床。所以然者，血氣皆不足故也。再呼一至，再吸一至，呼吸再至，此四字卽前衍文。**名曰無魂。無魂者，當死也。人雖能行，名曰行尸。**

滑氏曰：一息四至，是爲平脉。一呼三至，一吸三至，是一息之間脉六至，比之平人多二至，故曰適得病，未甚也。然又以前大後小、前小後大而言病能也。前後非言寸尺，猶十五難前曲後居之前後，以始末言也。一呼四至，一吸四至，病欲甚矣。故脉洪大者，苦煩滿，病在高也。沉細者，腹中痛，病在下也。各以其脉言之。滑爲傷熱者，熱傷氣而不傷血，血自有餘，故脉滑也。澀爲中霧露者，霧露之寒，傷人榮血。血受寒，故脉澀也。一呼五至，一吸五至，其人困矣。若脉更見浮大沉細，則各隨晝夜而加劇。以浮大順晝，陽也；沉細順夜，陰也。若不見二者之脉，人雖困，猶可治。小大卽沉細浮大也。一呼六至，一吸六至，增之極也，故爲死脉。沉細夜死，浮大晝死。陰遇陰，陽遇陽也。一呼一至，一吸一至，名曰損，以血氣皆不足也。再呼一至，再吸一至，謂兩息之間脉再動，減之極也。《經》曰：形氣有餘，脉氣不足者死。故曰無魂而當死也。

上部有脉，下部無脉，其人當吐，不吐者死。上部無脉，下部有脉，雖困無能爲害。所以然者，譬如人之有尺，樹之有根，枝葉雖枯槁，根本將自生。脉有根本，人有元氣，故知不死。

滑氏曰："譬如"二字，當在"人之有尺下"。○此又以脉之有無，明上下部之病也。紀氏曰：上部有脉，下部無脉，是邪實并于上，卽當吐也。若無吐證，爲上無邪而下氣竭，故云當死。東垣李氏曰：下部無脉，此木鬱也。飲食過飽，填塞于胸中太陰之分，而春陽之令不得上行故也，是爲木鬱。木鬱則達之，謂吐之是也。謝氏曰：上部無脉，下部有脉者，陰氣盛而陽氣微，故雖困無能爲害。上部無脉，如樹枝之槁；下部有脉，如樹之有根。惟其有根，可以望其生也。○四明陳氏曰：至，進也，陽獨盛而至數多也。損，減也，陰獨盛而至數少也。至脉從下上，謂無陰而陽獨行至于上，則陽亦絕而死矣。損脉從上下，謂無陽而陰獨行至于下，則陰亦盡而死矣。○一難言寸口以決藏府死生吉凶，謂氣口爲五藏主也。四難言脾受穀味，其脉在中，是五藏皆以胃爲主，其脉則主關上也。此難言人之有尺，譬如樹之有根，脉有根本，人有元氣，故知不死，則以尺爲主也。此越人所以錯綜其義，散見諸篇，以見寸關尺各有所歸重云。

一陽曰：八難謂寸口脉平而死也，是重在尺上説。

十五難曰：《經》言春脉弦，夏脉鉤，秋脉毛，冬脉石，是王脉耶？將病脉也？然。弦、鉤、毛、石者，四時之脉也。春脉弦者，肝，東方木也。萬物始生，未有枝葉，故其脉之來，濡弱而長，故曰弦。夏脉鉤者，心，南方火也。萬物之所茂，垂枝布葉，皆下曲如鉤，故其脉來疾去遲，故曰鉤。秋脉毛者，肺，西方金也。萬物之所終，草木華葉，皆秋而落，其枝獨在，若毫毛也。故其脉之來，輕虛以浮，故曰毛。冬脉石者，腎，北方水也。萬物之所藏也。盛冬之時，水凝如石，故其脉之來沉濡而滑，故曰石。此四時之脉也。

滑氏曰：此《内經·平人氣象》《玉機真藏論》參錯其文而爲篇也。春脉弦者，肝，主筋，應筋之象。夏脉鉤者，心，主血脉，應血脉來去之象。秋脉毛者，肺，主皮毛。冬脉石者，腎，主骨。各應其象，兼以時物之象取義也。來疾去遲。劉立之曰：來者，自骨肉之分而出于皮膚之際，氣之升而上也。去者，自皮膚之際而還于骨肉之分，氣之降而下也。

一陽曰：春夏秋冬四時之陰陽，假外象以象脉之形狀。概言四時之脉，是如此形狀，爲安位得宜。脉與天地四時、生長收藏，一氣運用。言醫者，必先歲氣，信矣！越人又重言此四時之脉也。可見南北政，逐年運氣、主客勝復，不拘于此。越人説話没病，不令人議論脉之來去，在此見《經》云，知無不出入，無不升降。

如有變奈何？

滑氏曰：脉逆四時之謂變。

然。春脉弦，反者爲病。何謂反？然。其氣來實強，是爲太過，病在外；氣來虛微，是爲不及，病在內。氣來厭厭聶聶，如循榆葉曰平。益實而滑，如循長竿曰病。急而勁益強，如新張弓弦曰死。春脉微弦曰平，弦多胃氣少曰病，但弦無胃氣曰死。春以胃氣爲本。

夏脉鈎，反者爲病。何謂反？然。其氣來實強，是謂太過，病在外。氣來虛微，是謂不及，病在內。其脉來累累如環，如循琅玕曰平。來而益數，如雞舉足者曰病。前曲後居，如操帶鈎曰死。夏脉微鈎曰平，鈎多胃氣少曰病，但鈎無胃氣曰死，夏以胃氣爲本。

秋脉毛，反者爲病。何謂反？然。其氣來實強，是謂太過，病在外。氣來虛微，是謂不及，病在內。其脉來藹藹如車蓋，按之益大曰平。不上不下，如循雞羽曰病。按之蕭索，如風吹毛曰死。秋脉微毛曰平，毛多胃氣少曰病，但毛無胃氣曰死，秋以胃氣爲本。

冬脉石，反者爲病。何謂反？然。其氣來實強，是謂太過，病在外。氣來虛微，是謂不及，病在內。脉來上大下兌，濡滑，如雀之啄曰平。啄啄連屬，其中微曲曰病。來如解索，去如彈石曰死。冬脉微石曰平，石多胃氣少曰病，但石無胃氣曰死，冬以胃氣爲本。

滑氏曰：春脉太過，則令人善忘，忽忽眩冒巔疾；不及則令人胸痛引背，下則兩脅胠滿。夏脉太過，則令人身熱而膚痛，爲浸淫；不及則令人煩心，上見咳唾，下爲氣泄。秋脉太過，則令人逆氣而背痛慍慍然；不及則令人喘，呼吸少氣而咳，上氣見血，下聞病音。冬脉太過，則令人解㑊，脊脉痛而少氣不欲言；不及則令人心懸如飢，眇中清，脊中痛，少腹滿，小便變。此岐伯之言也。越人之意蓋本諸此。變脉言氣者，脉不自動，氣使之然，且主胃氣而言也。循，撫也，按也。春脉厭厭聶聶，如循榆葉，弦而和也。益實而滑，如循長竿，弦多也。急而勁，益強，如新張弓弦，但弦也。夏脉累累如環，如循琅玕，鈎而和也。如雞舉足，鈎多而有力也。前曲後居，謂按之堅而搏，尋之實而據，但鈎也。秋脉藹藹如車蓋，按之益大，微毛也。不上不下，如循雞羽，毛多也。按之蕭索，如風吹毛，但毛也。冬脉上大下兌，大小適均，石而和也。上下與來去同義，見前篇。啄啄連屬，其中微曲，石多也。來如解索，去如彈石，但石也。大抵四時之脉，皆以胃氣爲本，故有胃氣則生，胃氣少則病，無胃氣則死。于弦、鉤、毛、石中，每有和緩之體，爲胃氣也。此篇與《內經》中互有異同。馮氏曰：越人欲使脉之易曉，重立其義爾。按《內經》第三[1]卷《平人氣象論篇》云：“平肝脉來，軟弱招招，如揭長竿末梢。”“平肺脉來，厭厭聶聶，如落榆莢。”“平腎脉來，喘喘累累如鉤，按之而堅。”“病腎脉來，如引葛，按[2]之益堅。”“死腎脉，發如[3]奪索，辟辟如彈石。”此爲異也。

一陽曰：細言四時之脉，條陳形狀，太過病在外，不及病在內，平病死，一脉變爲四時。越人垂法後世，其用心何其諄諄懇切哉！

胃者，水穀之海，主稟四時，皆以胃氣爲本，是謂四時之變病，死生之要會也。

滑氏曰：胃屬土，土之數五也。萬物歸之，故云水穀之海。而水、火、金、木，無不待是以生，故云主稟四時。稟，供也，給也。

一陽曰：傷寒越婢，湯名，主胃氣，而言發越胃氣，以充供給之意也。

脾者，中州也。其平和不可得見，衰乃見耳。來如雀之啄，如水之下漏，是脾衰見也。

滑氏曰：脾者中州，謂呼吸之間，脾受穀味，其脉在中也。其平和不得見，蓋脾寄王于四季，不得獨主于四時。四藏之脉平和，則脾脉在中矣。衰乃見者，雀啄、屋漏，異乎常也。雀啄者，脉至堅銳而斷續不定也。屋漏者，脉至緩散，動而復止也。

一陽曰：五行脾配土。雀啄是腎脉見于脾者，以不勝而侮所勝，是無土也，脾衰乃見矣。觀越人用字意味深長，不曰漏下，而曰下漏。若漏下則脉不接續，下漏則點點滴滴，停止不續而散矣。

---

1 三：《難經本義》作“二”。
2 按：原脫，據《素問·平人氣象論篇》補。
3 發如：原作“如發”，據《素問·平人氣象論篇》乙轉。

十六難曰：脉有三部九候，有陰陽，有輕重，有六十首。一脉變爲四時，離聖久遠，各自是其法，何以別之？

滑氏曰：謝氏云：此篇問三部九候以下共六件，而本經并不答所問，似有缺文。今詳三部九候，則十八難中第三章言之，當屬此篇錯簡在彼。陰陽見四難，輕重見五難。一脉變爲四時，卽十五難春弦、夏鉤、秋毛、冬石也。六十首，按《內經·方盛衰篇》曰："聖人持診之道，先後陰陽而持之，奇恆之勢乃六十首。"王注謂，"奇恆六十首，今世不存。"則失其傳者，由來遠矣。

一陽曰：考六十首，卽七難六甲之首云云。謝氏注甚詳。前七難六甲首，《經》言無所考，卽王注奇恆六十首，今世不存是也。

然。是其病有內外證。

滑氏曰：此蓋答辭，然與前問不相蒙，當別有問辭也。

其病爲之奈何？

滑氏曰：問內外證之詳也。

然。假令得肝脉，其外證善潔，面青善怒；其內證臍左有動氣，按之牢若痛。其病四肢滿閉，淋溲，便難，轉筋。有是者肝也，無是者非也。

滑氏曰：得肝脉，診得弦脉也。肝與膽合，爲清淨之府，故善潔。肝爲將軍之官，故善怒，善猶喜好也。面青，肝之色也。此外證之色，脉情好也。臍左，肝之部也。按之牢者，若謂其動氣，按之堅牢而不移，或痛也。馮氏曰：肝氣膹鬱，則四肢滿閉。《傳》曰"風淫末疾"是也。厥陰脉循陰器，肝病，故溲便難。轉筋者，肝主筋也。此內證之部屬及所主病也。

一陽曰："面青"二字，當在"善潔"二字上。

假令得心脉，其外證面赤口乾，喜笑；其內證臍上有動氣，按之牢若痛。其病煩心，心痛，掌中熱而啘。有是者心也，無是者非也。

滑氏曰：掌中，手心主脉所過之處，蓋真心不受邪。受邪者，手心主爾。啘，乾嘔也。心病則火盛，故啘。《經》曰：諸逆衝上，皆屬于火。諸嘔吐酸，皆屬于熱。

一陽曰：喜雖屬心，《圖注》“喜”字作“善”字，得或傳刻之訛也。

假令得脾脉[1]，其外證，面黃善噫，善思善味。其內證，當臍有動氣，按之牢若痛。其病腹脹滿，食不消，體重節痛，怠墮嗜臥，四肢不收。有是者脾，無是者非也。

滑氏曰：《靈樞·口問篇》曰：噫者，“寒氣客于胃，厥逆從下上散，復出于胃，故爲噫”。《經》曰：脾主四肢。

假令得肺脉，其外證，面白善嚏，悲愁不樂，欲哭；其內證，臍右有動氣，按之牢若痛。其病喘咳，灑淅寒熱。有是者肺也，無是者非也。

岐伯[2]曰：“陽氣和利，滿于心，出于鼻，故爲嚏。”灑淅寒熱，肺主皮毛也。

假令得腎脉，其外證，面黑，善恐欠；其內證，臍下有動氣，按之牢若痛。其病逆氣，小腹急痛，泄如下重，足脛寒而逆。有是者腎也，無是者非也。

滑氏曰：腎氣不足則爲恐，陰陽相引則爲欠，泄而下重，少陰泄也。“如”，讀爲“而”。

十七難曰：《經》言病或有死，或有不治自愈，或有連年月不已。其死生存亡，可切脉而知之耶？然。可盡知也。

滑氏曰：此篇所問者三，答云“可盡知也”。而止答病之死證，餘無[3]所見，當有闕漏。

診病，若閉目不欲見人者，脉當得肝脉，強急而長，而反得肺脉，浮短而濇者，死也。

滑氏曰：肝開竅于目，閉目不欲見人，肝病也。肝病見肺脉，金剋木也。

1　脉：原误作“脾”，據《難經》改。
2　岐伯：原作“滑氏”。《難經本義》作“岐伯”，與《靈樞·口問》合，據改。
3　無：原脱，據《難經本義》補。

病若開目而渴，心下牢者，脉當得緊實而數，反得沉澀而微者死也。

滑氏曰：病實而脉虚也。

病若吐血，復衄衄血者，脉當沉細，而反浮大而牢者死也。

滑氏曰：脱血脉實，相反也。

病若譫言妄語，身當有熱，脉當洪大，而反手足厥逆，脉沉細而微者，死也。

滑氏曰：陽病見陰脉，相反也。

若病大腹而泄者，脉當微細而澀，反緊大而滑者，死也。

滑氏曰：洩而脉大，相反也。大腹，腹脹也。

一陽曰：越人立問，不離臟腑。今首答云肝，而下不及四臟，大概漫説，似亦有缺。前十三難，言色之與脉參應，此言病能之與脉當參應。此數條内，只説死證，隱了不治自愈，隱了連年月不已，只在參應上分別出來。若得相生之脉，就有不治自愈。若得虚實正微邪的，就有連年月不已，在學者細心融會推廣。

十八難曰：脉有三部，部有四經。手有太陰、陽明，足有太陽、少陰，爲上下部，何謂也？ 有圖。

滑氏曰：此篇立問之意，謂人十二經脉，凡有三部，每部之中有四經。今手有太陰、陽明，足有太陽、少陰，爲上下部，何也？蓋三部者，以寸關尺分上中下也。四經者，寸關尺兩兩相比，則每部各有四經矣。手之太陰、陽明，足之太陽、少陰，爲上下部者，肺居右寸，腎居左尺，循環相資。肺高腎下，母子之相望也。《經》云：藏真高于肺，藏真下于腎是也。

然。手太陰、陽明，金也。足少陰、太陽，水也。金生水，水流下行而不能上，故在下部也。足厥陰、少陽木也。生手太陽、少陰火，火炎上行而不能下，故爲上部。手心主、少陽火，生足太陰、陽明土，土主中

宮，故在中部也。**此皆五行子母更相生養者也。**

滑氏曰：手太陰、陽明金，下生足太陽、少陰水，水性下，故居下部。足少陰、太陽水，生足厥陰、少陽木。木生手少陰、太陽火，及手心主火。火炎上行，是爲上部。火生足太陰、陽明土。土居中部，復生肺金。此五行子母更相生養者也。此蓋因手太陰陽明、足太陽少陰，爲上下部，遂推廣五行相生之大。越人亦以五藏生成之後，由其部分之高下而推言之，非謂未生之前，必待如是而後生成也。而又演爲三部之説，即四難所謂心肺俱浮、腎肝俱沉。脾者中州之意。但彼直以藏言，此以《經》言，而藏府兼之。以上問答明經，此下二節，俱不相蒙，疑它經錯簡。

一陽曰：此金是乾金。蓋天一生水，肺爲四藏之天，故首言之。

脉有三部九候，各何主之？ 然。三部者，寸、關、尺也。九候者，浮、中、沉也。上部法天，主胸以上至頭之有疾也。中部法人，主膈以下至臍之有疾也。下部法地，主臍以下至足之有疾也。審而刺之者也。

滑氏曰：謝氏云：此一節，當是十六難中答辭，錯簡在此，而剩出"脉有三部九候各何主之"十字。審而刺之，紀氏云：欲診脉動而中病，不可不審，故曰審而刺之。刺者，言其動而中也。陳萬年傳曰：刺候謂中其候，與此意同。或曰：刺，鍼刺也。謂審其部而鍼刺之。

一陽曰："審"字合三部九候而言，即經之指別也。玄哉！

人病有沉滯久積聚，可切脉而知之耶？

滑氏曰：此下問答，亦未詳所屬。或曰：當是十七難中"或連年月不已"答辭。

然。診在右脅有積氣，得肺脉結。脉結甚則積甚，結微則氣微。

滑氏曰：結爲積聚之脉。肺脉見結，知右脅有積氣。右脅，肺部也。積氣有微甚，脉從而應之。

診不得肺脉而右脅有積氣者，何也？ 然。肺脉雖不見，右手脉當沉伏。

滑氏曰：肺脉雖不見結，右手脉當見沉伏。沉伏亦積聚脉，右手所以候里也。

其外痼疾同法耶？將異也？

滑氏曰：此承上文，復問外之痼疾與内之積聚法將同異。

然。結者，脉來去時一止，無常數，名曰結也。伏者，脉行筋下也。浮者，脉在肉上行也。左右表里，法皆如此。

滑氏曰：結爲積聚。伏脉行筋下，主里；浮脉行肉上，主表，所以異也。前舉右脅爲例，故此云左右同法。

假令脉結伏者，内無積聚；脉浮結者，外無痼疾。有積聚脉不結伏，有痼疾脉不浮結，爲脉不應病，病不應脉，是爲死病也。

滑氏曰：有是脉，無是病；有是病，無是脉。脉病不相應，故爲死病也。

一陽曰：脉之難診，診之不應，有如此。夫脉豈易言哉！學可不師先覺哉！粗工不惟欺人，其貽自己之累，不淺淺矣。

十九難曰：《經》言脉有逆順，男女有恆句而反者，何謂也？

滑氏曰：恆，胡登反，常也。○脉有順逆，據男女相比而言也。男脉在關上，女脉在關下。男子尺脉恆弱，女子尺脉恆盛，此男女之別也。逆順云者，男之順，女之逆也。女之順，男不同也。雖然，在男女則各有常矣。反，謂反其常也。

一陽曰：逆順便分陰陽。

然。男子生于寅，寅爲木，陽也。女子生于申，申爲金，陰也。故男脉在關上，女脉在關下，是以男子尺脉恆弱，女子尺脉恆盛，是其常也。有圖。

滑氏曰：此推本生物之初，而言男女陰陽也。紀氏曰：生物之初，其本原皆始于子。子者，萬物之所以始也。自子推之，男左旋三十而至于巳，女右旋二十而至于巳，是男女婚嫁之數也。自巳而懷娠。男左旋十月而生于寅，寅爲木,陽也。女右旋十月而生于申,申爲金,陰也。謝氏曰:寅爲木,木生火,又火生在寅而性炎上,故男脉在關上。申爲金,金生水,又水生于申而性流下,故女脉在關下。愚謂陽之體輕清而升,天道也,故男脉在關上。陰之體重濁而降,地道也,故女脉在關下。此男女之常也。

一陽曰:不若面南而北受氣,則兩尺自然分盛弱矣。男子面南,水在尺。水主靜,故尺宜弱,弱非虛弱之弱,要沉靜流利也。女子面北,火在尺。火主動,故尺宜盛,盛非太過之盛,要調勻洪滑也。如男子畏瀉,因水在尺,水決圍則涸矣。女人不畏瀉,火氣上炎。女人畏吐者,因水在寸。人以水爲主,吐亦水涸矣。哲者再推之。

反者,男得女脉,女得男脉也。

滑氏曰:男女異常,是[1]之謂反。

一陽曰:男子以陽脉爲主,今得女脉,是陰盛。女子以陰脉爲主,今得男脉,是陽盛,皆謂之反。

其爲病何如?

滑氏曰:問反之爲病也。

然。男得女脉爲不足,病在內。左得之,病在左;右得之,病在右,隨脉言之也。女得男脉爲太過,病在四肢。左得之,病在左;右得之,病在右。隨脉言之,此之謂也。

滑氏曰:惟其反常,故太過不及、在內在外之病見焉。

一陽曰:道以中爲至,不及太過皆爲病脉。十五難氣來實強,是謂太過,病在外,即四肢也。氣來虛微,是謂不及,病在內。不足,即虛微也。四肢,兼皮毛、血脉、肌肉、筋骨言。

二十難曰:《經》言脉有伏匿,伏匿于何藏而言伏匿邪? 然。謂陰陽更相乘、更相伏也。脉居陰部而反陽脉見者,爲陽乘陰也。脉雖時沉澀

---

1 是:原脱。據《難經本義》卷上補。

而短，此謂陽中伏陰也。脉居陽部而反陰脉見者，爲陰乘陽也。脉雖時浮滑而長，此謂陰中伏陽也。

滑氏曰：居，猶在也，當也。陰部尺，陽部寸也。乘，猶乘車之乘，出于其上也。伏，猶伏兵之伏，隱于其中也。匿，藏也。丁氏曰：此非特言寸爲陽、尺爲陰，以上下言，則肌肉之上爲陽部，肌肉之下爲陰部，亦通。

一陽曰：此類三難，乘陽乘陰之乘，三陰三陽之脉，卽四難浮沉、長短、滑澀分陰陽也。"更"字是"互"字，是病脉。前三難"遂"字是死字，"乘"字在部位上説，謂陽脉出于陰部之分。"伏"字在脉上説，謂陰部分陽脉，雖乘而陰脉時亦全見，乃陽脉盛，伏匿于陰内。陽部分陰脉，雖乘而陽脉時亦全見，乃陰脉盛，伏匿于陽内，陰陽混雜，更相乘伏。更字在時字上見，大抵是病脉，不安位[1]也。中字葉韻爲重，重，盛也。陽盛陰盛亦通。

重陽者狂，重陰者癲，脱陽者見鬼，脱陰者目盲。

滑氏曰：此五十九難之文，錯簡在此。

二十一難曰：《經》言人形病，脉不病，曰生；脉病，形不病，曰死。何謂也？然。人形病脉不病，非有不病者也，謂息數不應脉數也。此大法。

滑氏曰：周仲立云：形體之中，覺見憔悴，精神昏憒，食不忻美，而脉得四時之從，無過不及之偏，是人病脉不病也。形體安和，而脉息乍大乍小，或至或損，弦、緊、浮、滑、沉、澀不一，殘賊冲和之氣，是皆脉息不與形相應，乃脉病人不病也。仲景云：人病脉不病，名曰内虛，以無穀氣，神雖困無苦。脉病人不病，名曰行尸，以無王氣，卒眩僕，不識人，短命則死。○謝氏曰：按本經答文，詞意不屬，似有脱誤。

一陽曰：一難至二十一難，皆言脉形，在外是陽脉，在内是陰，息數不應脉數一句，顧照上文。一難，呼吸定息脉行六寸，以終首章之意。

1　以上小字據文義，當作大字。或因誤刻成小字，或版成發現漏刻，再剗去大字，嵌入補刻的雙行小字。

二十二[1]難曰：《經》言脉有是動，有所生病。一脉變爲二病者，何也？然。《經》言是動者，氣也。所生病者，血也。邪在氣，氣爲是動。邪在血，血爲所生病。氣主呴之，血主濡之。氣留而不行者，爲氣先病也。血壅而不濡者，爲血後病也。故先爲是動，後所生也。

滑氏曰：呴，香句反。濡，平聲。呴，煦也。氣主煦之，謂氣煦噓往來，薰蒸于皮膚分肉也。血主濡之，謂血濡潤筋骨，滑利關節，榮養藏府也。此脉字，非尺寸之脉，乃十二經隧之脉也。此謂十二經隧之脉，每脉中輒有二病者，蓋以有在氣、在血之分也。邪在氣，氣爲是而動。邪在血，血爲所生病。氣留而不行，爲氣病。血壅而不濡，爲血病。故先爲是動，後所生病也。先後云者，抑氣在外，血在內，外先受邪則內亦從之而病歟。然邪亦有只在氣，亦有徑在血者，又不可以先後拘也。

一陽曰：是動、所生病，便是陰陽。

二十三難曰：手足三陰三陽，脉之度數可曉以不？然。手三陽之脉，從手至頭，長五尺，五六合三丈。手三陰之脉，從手至胸中，長三尺五寸，三六一丈八尺，五六三尺，合二丈一尺。足三陽之脉，從足至頭，長八尺，六八四丈八尺。足三陰之脉，從足至胸，長六尺五寸，六六三丈六尺，五六三尺，合三丈九尺。人兩足蹻脉，從足至目，長七尺五寸，二七一丈四尺，二五一尺，合一丈五尺。督脉、任脉各長四尺五寸，二四八尺，二五一尺，合九尺。凡脉長一十六丈二尺，此所謂十二經脉長短之數也。

滑氏曰：此《靈樞》二十七篇全文。三陰三陽，《靈樞》皆作六陰六陽，義尤明白。按經脉之流注，則手之三陽從手走至頭，手之三陰從腹走至手。足之三陽從頭下走至足，足之三陰從足上走入腹。此舉經脉之度數，故皆自手足言。人兩足蹻脉，指陰蹻也。陰蹻脉起于跟中，自然骨之後，上內踝之上，直上循陰股入陰，循腹上胸，里行缺盆，出人迎之前，入頄內廉，屬目內眥，合太陽脉，爲足少陰之別絡也。足三陽之脉，從足至頭，長八尺。《考工記》亦云"人身長八尺"，蓋以同身尺寸言之。

---

1 二：原誤作"一"。據上下文及《難經》當作"二"，因改。

[一陽曰]：予作一捷法，易記。歌曰："陽五陰三五，足八陰六五。陰蹺丈五分，督任九尺匀。"此是十六丈二尺，度數零。陰蹺起足跟中，委曲上行，屬目內眥。因從足至目，知是陰蹺。蓋手三陽五尺算，手三陰三尺五寸算。足三陽走八尺，足三陰走六尺五寸。陰蹺兩足共一丈五尺。此難越人首問脉之度數可曉以不，此卽是三十七難于何發起之説。

經脉十二，絡脉十五，何始何窮也？然。經脉者，行血氣，通陰陽，以榮其身者也。其始從中焦，注手太陰、陽明。陽明注足陽明、太陰，太陰注手少陰、太陽，太陽注足太陽、少陰，少陰注手心主、少陽，少陽注足少陽、厥陰，厥陰復還注手太陰。別絡十五，皆因其原，如環無端，轉相灌溉。朝于寸口、人迎，以處百病而決死生也。 有圖。

[滑氏曰]：因者，隨也。原者，始也。朝猶朝會之朝，以用也。因上文經脉之尺度，而推言經絡之行度也。直行者謂之經，旁出者謂之絡。十二經有十二絡，兼陽絡、陰絡、脾之大絡，爲十五絡也。謝氏曰：始從中焦者，蓋謂飲食入口，藏于胃。其精微之化，注手太陰、陽明，以次相傳，至足厥陰。厥陰復還[1]注手太陰也。絡脉十五，皆隨十二經脉之所始，轉相灌溉，如環之無端，朝于寸口、人迎，以之處百病而決死生也。寸口、人迎，古法以俠喉兩旁動脉爲人迎，至晉王叔和直以左手關前一分爲人迎，右手關前一分爲氣口，後世宗之。愚謂昔人所以取人迎、氣口者，蓋人迎爲足陽明胃經，受穀氣而養五藏者也。氣口爲手太陰肺經，朝百脉而平權衡者也。

[一陽曰]：卽"肺寅、大卯、胃辰經，脾巳、心午、小未中，申膀、酉腎、心胞戌，亥三、子膽、丑肝通"。與一難五十度復會于手太陰參看。

《經》云：明知終始，陰陽定矣。何謂也？然。終始者，脉之紀也。寸口、人迎，陰陽之氣通于朝使，如環無端，故曰始也。終者，三陰三陽之脉絕，絕則死，死各有形，故曰終也。

[滑氏曰]：謝氏云：《靈樞》第九篇曰："凡刺之道，畢于終始，明知終始，五藏爲紀，陰陽定矣。"又曰："不病者，脉口、人迎，應四時也……少氣者，脉口、

1　還：原作"遠"，不通，據《難經本義》改。

人迎俱少而不稱尺寸也。"此一節，因上文寸口、人迎，處百病決死生而推言之，謂欲曉知終始，于陰陽爲能定之。蓋以陽經取決于人迎，陰經取決于氣口也。"朝使"者，"朝"謂氣血如水潮，應時而灌溉；"使"謂陰陽相爲用也。始如生物之始，終如生物之窮。欲知死生，脉以候之。陰陽之氣，通于朝使。如環無端則不病，一或不相朝使則病矣。況三陰三陽之脉絕乎？絕必死矣！其死之形狀，具于下篇，尤宜參看。

　　一陽曰："始"是内候，上一難至此詳。"終"是外候，下文詳。一難曰："此五臟六腑之所終始"，正此終始也。越人到此方細細的説出來。

　　二十四難曰：手足三陰三陽氣已絕，何以爲候？可知其吉凶不？然。足少陰氣絕，則骨枯。少陰者，冬脉也。伏行而溫于骨髓，故骨髓不溫，則肉不着骨。骨肉不相親，則肉濡而卻。肉濡而卻，故齒長而枯，髮無潤澤。無潤澤者，骨先死。戊日篤，己日死。

　　滑氏曰：此下六節，與《靈樞》第十篇文皆大同小異。"濡"讀爲軟。腎，其華在髮，其充在骨。腎絕則不能充于骨、榮于髮。肉濡而卻，謂骨肉不相着而肉濡縮也。戊己土也，土勝水，故以其所勝之日篤而死矣。

　　一陽曰：此是土剋水的外候。天一生水，人之有尺，譬如樹之有根，故越人先尺也。再與十四難第二節參看，彼亦是五臟外候。此與十一難參看，彼以脉而候内，此以形而候外，言臟而不言腑。蓋腑病易治，而臟絕則難治，故在重的一邊説。或病自外而之内，或自内而之外，未有臟劇而腑獨無恙者也。越人下文只言六陽氣俱絕，可見不必鎖鎖也。

　　足太陰氣絕，則脉不營其口唇。口唇者，肌肉之本也。脉不營，則肌肉不滑澤。肌肉不滑澤，則肉滿。肉滿則唇反，唇反則肉先死。甲日篤，乙日死矣。

　　滑氏曰：脾，其華在唇四白，其充在肌。脾絕則肉滿唇反也。肉滿，謂肌肉不滑澤而緊急膹膹也。

　　一陽曰：此是木剋土的外候。

足厥陰氣絕則筋縮，引卵與舌卷。厥陰者，肝脉也。肝者，筋之合也。筋者，聚于陰器而絡于舌本，故脉不營則筋縮急。筋縮急則引卵與舌，故舌卷卵縮。此筋先死，庚日篤，辛日死矣。

滑氏曰：肝者，筋之合。其華在爪，其充在筋。筋者，聚于陰器而絡于舌本，肝絕則筋縮，引卵與舌也。王充《論衡》云：甲乙病者，生死之期，常之庚辛[1]。

一陽曰：此是金剋木的外候。

手太陰氣絕則皮毛焦。太陰者，肺也，行氣溫于皮毛者也。氣弗營則皮毛焦，皮毛焦則津液去，津液去則皮節傷，皮節傷則皮枯毛折[2]。毛折者，則毛先死，丙日篤，丁日死矣。

滑氏曰：肺者，氣之本。其華在毛，其充在皮。肺絕，則皮毛焦而津液去，皮節傷，以諸液皆會于節也。

一陽曰：此是火剋金的外候。

手少陰氣絕則脉不通，脉不通則血不流，血不流則色澤去，故面色黑如黧。此血先死，壬日篤，癸日死矣。

滑氏曰：心之合脉也，其榮色也，其華在面，其充在血脉。心絕則脉不通，血不流，色澤去也。

一陽曰：此是水剋火的外候。

三陰氣俱絕者，則目眩轉目瞑。目瞑者，爲失志。失志者，則志先死，死卽目瞑也。

滑氏曰：三陰通手足經而言也。《靈樞》第十篇作五陰氣俱絕，則以手厥陰與手少陰同心經也。"目眩轉目瞑"者，卽所謂脫陰者目盲，此又其甚者也。故云目瞑者失志，而志先死也。四明陳氏曰：五藏陰氣俱絕，則其志喪于內，故精氣不注于目，不見人而死。

1　甲乙……庚辛：《論衡》卷二十二"訂鬼篇"："甲乙日病者，其死生之期，常在庚辛之日。"
2　折：原作"析"，據《難經·二十四難》改。下一"析"字同。

六陽氣俱絶者，則陰與陽相離。陰陽相離則腠理泄，絶汗乃出，大如貫珠，轉出不流，則氣先死。旦占夕死，夕占旦死。

滑氏曰：汗出而不流者，陽絶故也。陳氏曰：六府陽氣俱絶，則氣敗于外，故津液脱而死。

二十五難曰：有十二經，五藏六府十一耳。其一經者，何等經也？然。一經者，少陰與心主別脈也。心主[1]與三焦爲表里，俱有名而無形，故言經有十二也。

滑氏曰：此篇問答，謂五藏六府配手足之陰陽，但十一經耳。其一經者，則以手少陰與心主各別爲一脈。心主與三焦爲表里，俱有名而無形，以此一經并五藏六府共十二經也。謝氏曰：《難經》言手少陰心主與三焦者，凡八篇三十一難，分豁三焦經脈所始所終。三十六難言，腎之有兩，左曰腎，右曰命門，初不以左右腎分兩手尺脈。三十八難言，三焦者，原氣之別，主持諸氣，復申言其有名無形。三十九難言，命門者，精神之所舍，男子藏精，女子係胞，其氣與腎通。又云：六府正有五藏，三焦亦是一府。八難、六十二、六十六三篇，言腎間動氣者，人之生命，十二經之根本也。其名曰原。三焦則原氣之別使也。通此篇參互觀之，可見三焦列爲六府之義，唯其有名無形，故得與手心主合。心主爲手厥陰，其經始于起胸中，終于循小指、次指出其端。若手少陰則始于心中，終于循小指之内，出其端。此手少陰與心主各別爲一脈也。○或問，手厥陰經曰心主，又曰心包絡，何也？曰：君火以名，相火以位。手厥陰代君火行事，以用而言，故曰手心主；以經而言，則曰心包絡，一經而二名，實相火也。○虞庶云：諸家言命門爲相火，與三焦相表里，按《難經》止言手心主與三焦爲表里，無命門三焦表里之説。夫左寸火，右寸金。左關木，右關土。左尺水，右尺火。職之部位，其義灼然。于乎如虞氏此説，則手心主與三焦相爲表里而攝行君火，明矣！三十六難謂命門其氣與腎通，則亦不離乎腎也。其習坎之謂歟？手心主爲火之閏位，命門則水之同氣歟？命門不得爲相火，三焦不與命門配，亦明矣！虞氏之説，良有旨哉！諸家所以紛紛不決者，蓋有惑于《金匱真言篇》王注引《正理論》，謂三焦者，有名無形，上合手心

1　主：其下原衍"手"字，據《難經·二十五難》刪。

主，下合右腎，遂有命門、三焦表里之説。夫人之有藏府，一陰一陽，自有定耦，豈有一經兩配之理哉？夫所謂上合手心主者，正言其爲表里。下合右腎者，則以三焦爲原氣之別使而言之爾。知此則知命門與腎通，三焦無兩配，而諸家之言可不辨而自明矣。若夫診脉部位，則手厥陰相火居右尺之分，而三焦同之。命門既與腎通，只當居左尺。而謝氏據《脉經》，謂手厥陰卽手少陰心脉同部，三焦脉上見寸口，中見于關，下焦與腎同也。前既云"初不以左右腎分兩手尺脉"矣，今如《脉經》所云，則右尺當何所候耶？

　　一陽曰：人見越人以命門配三焦，語其遺失心胞絡一經，觀此對言"心主別脉"，何嘗遺哉！

　　二十六難曰：經有十二，絡有十五。餘三絡者，是何等絡也？然。有陽絡，有陰絡，有脾之大絡。陽絡者，陽蹻之絡也。陰絡者，陰蹻之絡也。故絡有十五焉。

　　滑氏曰：直行者謂之經，傍出者謂之絡。經猶江漢之正流，絡則沱潛之支派。每經皆有絡，十二經有十二絡。如手太陰屬肺，絡大腸；手陽明屬大腸，絡肺之類。今云絡有十五者，以其有陽蹻之絡，陰蹻之絡，及脾之大絡也。陽蹻、陰蹻見二十八難。謂之絡者，蓋奇經既不拘于十二經，直謂之絡亦可也。脾之大絡，名曰大包，出淵腋三寸，布胸脅，其動應衣，宗氣也。四明陳氏曰：陽蹻之絡，統諸陽絡。陰蹻之絡，統諸陰絡。脾之大絡，又總統陰陽諸絡，由脾之能漑養五藏也。

　　二十七難曰：脉有奇經八脉者，不拘于十二經，何也？然。有陽維，有陰維，有陽蹻，有陰蹻，有衝、有督、有任、有帶之脉。凡此八脉者，皆不拘于經，故曰奇經八脉也。

　　滑氏曰：脉有奇常，十二經者，常脉也。奇經八脉則不拘于十二經，故曰奇經。奇對正而言，猶兵家之云奇正也。虞氏曰：奇者，奇零之奇，不偶之義。謂此八脉不係正經，陰陽無表里配合，別道奇行，故曰奇經也。此八脉者，督脉督于後，任脉任于前，衝脉爲諸陽之海，陰陽維則維絡于身，帶脉束之如帶，陽蹻得之太陽之別，陰蹻本諸少陽之別云。

　　一陽曰：此是八脉之名。

經有十二，絡有十五，凡二十七氣，相隨上下，何獨不拘于經也？然。聖人圖設溝渠，通利水道，以備不然。天雨降下，溝渠溢滿，當此之時，霶霈妄作，聖人不能復圖也。此絡脉滿溢，諸經不能復拘也。

滑氏曰：經絡之行，有常度矣。奇經八脉則不能相從也。故以聖人圖設溝渠爲譬，以見絡脉滿溢，諸經不能復拘而爲此奇經也。然則奇經，蓋絡脉之滿溢而爲之者歟。或曰："此絡脉"三字，越人正指奇經而言也。既不拘于經，直謂之絡脉亦可也。○此篇兩節，舉八脉之名，及所以謂奇經之義。

一陽曰：此是所以爲奇經之義，圖設溝渠，取譬之意也。

二十八難曰：其奇經八脉者，既不拘于十二經，皆何起何繼也？然。督脉者，起于下極之俞，并于脊里，上至風府，入屬于腦。任脉者，起于中極之下，以上毛際，循腹里，上關元，至喉咽。衝脉者，起于氣衝，并足陽明之經，夾臍上行，至胸中而散也。帶脉者，起于季脅，迴身一周。陽蹻脉者，起于跟中，循外踝上行，入風池。陰蹻脉者，亦起于跟中，循內踝上行，至咽喉，交貫衝脉。陽維、陰維者，維絡于身，溢畜不能環流灌溉諸經者也。故陽維起于諸陽會也。陰維起于諸陰交也。比于聖人圖設溝渠，溝渠滿溢，流于深湖，故聖人不能拘通也。而人脉隆盛，入于八脉而不環周，故十二經亦[1]不能拘之。其受邪氣，畜則腫熱，砭射之也。

滑氏曰："繼"，《脉經》作"繫"。○督之爲言都也，爲陽脉之海，所以都綱乎陽脉也。其脉起下極之俞，由會陰歷長強，循脊中，行至大椎穴，與手足三陽脉之交會，上至瘂門，與陽維會，至百會與太陽交會，下至鼻柱人中，與陽明交會。任脉起于中極之下曲骨穴。任者，妊也。爲人生養之本。衝脉起于氣衝穴，至胸中而散，爲陰脉之海，《內經》作并足少陰之經。按：衝脉行乎幽門、通谷而上，皆少陰也。當從《內經》。此督、任、衝三脉，皆起于會陰，蓋一源而分三歧也。帶脉起季脅下一寸八分，迴身一周，猶束帶然。陽蹻脉起于足跟中申脉穴，循外踝而行。陰蹻脉亦于跟中照海穴，循內踝而行。蹻者，捷也。以二脉皆起于足，故取蹻捷超越之義。陽維、陰維，維絡于身，爲陰陽之

---

1 亦：原脱，據《難經·二十八難》補。

綱維也。陽維所發，別于金門，以陽交爲郄，與手足太陽及蹻脉會于臑俞，與手足少陽會于天髎及會肩井，與足少陽會于陽白，上本神、臨泣、正營、腦空，下至風池，與督脉會于風府、瘂門。此陽維之起于諸陽之會也。陰維之郄曰築賓，與足太陰會于腹哀、大橫，又與足太陰、厥陰會于府舍、期門，又與任脉會于天突、廉泉。此陰維起于諸陰之交也。"溢畜不能環流灌溉諸經者也"，十二字當在十二經"亦不能拘之"之下，則于此無所間，而于彼得相從矣。"其受邪氣畜"云云十二字，謝氏則以爲于本文上下當有缺文。然《脉經》無此，疑衍文也。或云當在三十七難關格"不得盡其命而死矣"之下，因邪在六府而言也。

$\boxed{一陽曰}$：督、任便是陰陽。伯仁作《十四經發揮》，于此最詳切。

二十九難曰：奇經之爲病，何如？ 然。陽維維于陽，陰維維于陰。陰陽不能自相維，則悵然失志，溶溶不能自收持。陽維爲病，苦寒熱。陰維爲病，苦心痛。陰蹻爲病，陽緩而陰急。陽蹻爲病，陰緩而陽急。衝之爲病，逆氣而里急。督之爲病，脊強而厥。任之爲病，其內苦結，男子爲七疝，女子爲瘕聚。帶之爲病，腹滿，腰溶溶若坐水中。此奇經八脉之爲病也。"陽維爲病"云云十四字，說見缺誤總類。

$\boxed{滑氏曰}$：此言奇經之病也。陰不能維于陰，則悵然失志。陽不能維于陽，則溶溶不能自收持。陽維行諸陽而主衛。衛爲氣，氣居表，故苦寒熱。陰維行諸陰而主榮，榮爲血，血屬心，故苦心痛。兩蹻脉病，在陽則陽結急，在陰則陰結急。受病者急，不病者自和緩也。衝脉從關元至咽喉，故逆氣里急。督脉行背，故脊強而厥。任脉起胞門，行腹，故病苦內結，男爲七疝，女爲瘕聚也。帶脉迴身一周，故病狀如是。溶溶，無力貌。此各以其經脉所過而言之。自二十七難至此，義實相因，最宜通玩。

$\boxed{一陽曰}$：二十二難至二十九難，論經絡流注始終、長短度數、奇經之行及病之吉凶也。其間有言脉者，非尺寸之脉，乃經隧之脉也。

三十難曰：榮氣之行，常與衛氣相隨不？ 然。《經》言人受氣于谷，谷入于胃，乃傳于五藏六府，五藏六府皆受于氣。其清者爲榮，濁者爲

衞。榮行脉中，衛行脉外。營周不息，五十而復大會。陰陽相貫，如環之無端，故知榮衛相隨[1]也。有圖。

滑氏曰：此篇與《靈樞》第十八篇岐伯之言同，但"谷入于胃，乃傳與五藏六府，五藏六府皆受于氣"，《靈樞》作"谷入于胃，以傳與肺，五藏六府皆以受氣"爲少殊爾。"皆受于氣"之"氣"，指水穀之氣而言。"五十而復大會"説見一難中。四明陳氏曰：榮，陰也。其行本遲。衛，陽也。其行本速。然而清者滑利，濁者剽悍，皆非濡滯之體。故凡衛行于外，榮即從行于中，是知其行常得相隨，共周其度。濩南王氏曰：清者體之上也，陽也，火也。離中之一陰降，故午後一陰生，即心之生血也，故曰清氣爲榮。天之清不降，天之濁能降，爲六陰驅而使之下也。云清氣者，總離之體言之。濁者，體之下也，陰也，水也。坎中之一陽升，故子後一陽生，即腎之生氣也，故曰濁氣爲衛。地之濁不升，地之清能升，爲六陽舉而使之上也。云濁氣者，總坎之體言之。《經》云：地氣上爲雲，天氣下爲雨。雨出地氣，雲出天氣，此之謂也。愚謂以用而言，則清氣爲榮者，濁中之清者也。濁氣爲衛者，清中之濁者也。以體而言，則清之用不離乎濁之體，濁之用不離乎清之體，故謂清氣爲榮，濁氣爲衛，亦可也。謂榮濁衛清亦可也。紀氏亦云：《素問》曰榮者，水穀之精氣則清；衛者，水穀之悍氣則濁。精氣入于脉中則濁，悍氣行于脉外則清。或問：三十二難云"血爲榮，氣爲衛"，此則榮衛皆以氣言者何也？曰：經云榮者，水穀之精氣。衛者，水穀之悍氣。又云：清氣爲榮，濁氣爲衛，蓋統而言之，則榮衛皆水穀之氣所爲，故悉以氣言可也。析而言之，則榮爲血，而衛爲氣，固自有分矣。是故榮行脉中，衛行脉外，猶水澤之于川澮，風雲之于太虛也。

一陽曰：榮衛是陰陽。胃是個死字，氣是個活字。三十難至四十三難言榮衛、三焦、臟腑、腸胃之詳。又云：川澮太虛，先天脉之體也。水澤風雲，後天穀氣之用也。先天後天，互相依附也。

---

1 相隨：原脱。據《難經·三十難》補。

《醫學統宗·難經本義補遺》

盧國　扁鵲　秦越人　述
許昌攖寧生滑壽伯仁集注
海陵一陽子何東文選補遺

卷　下

三十一難曰：三焦者，何稟、何生、何始、何終？其治常在何許，可曉以不？然。三焦者，水穀之道路，氣之所終始也。上焦者，在心下，下膈在胃上口，主內而不出。其治在膻中玉堂下一寸六分，直兩乳間陷者是。中焦者，在胃中脘，不上不下，主腐熟水穀。其治在臍傍。下焦者，當膀胱上口，主分別清濁，主出而不內，以傳道也。其治在臍下一寸，故名曰三焦，其府在氣街。一本作衝。

滑氏曰：人身之府藏，有形、有狀、有稟、有生。如肝稟氣于木，生于水；心稟氣于火，生于木之類，莫不皆然。惟三焦既無形狀，而所稟所生則元氣與胃氣而已。故云“水穀之道路，氣之所終始也”。上焦其治在膻中，中焦其治在臍傍天樞穴，下焦其治在臍下一寸陰交穴。治，猶司也，猶郡縣治之治。謂三焦處所也。或云：治作平聲，謂讀三焦有病，當各治其處，蓋刺法也。三焦相火也，火能腐熟萬物。焦從火，亦腐物之氣，命名取義，或有在于此歟。《靈樞》第十八篇曰：上焦出于胃上口，并咽以上，貫膈而布胸中，走腋，循太陰之分而行，還至陽明，上至舌下。足陽明常與營衛俱行于陽二十五度，行于陰亦二十五度，一周也。故五十度而復大會于手太陰矣。中焦亦傍胃口，出上焦之後。此所受氣者，泌糟粕，蒸津液，化其精微，上注于肺脉，乃化而爲血，以養生身，莫貴于此，故獨得行于經隧，命曰營氣。下焦者，別回腸，注于膀胱而滲入焉。故水穀者，常并居于胃中，成糟粕而俱下于大小腸而成下焦，滲而俱下，濟泌別汁，循下焦而滲入膀胱焉。謝氏曰：詳《靈樞》本文，則三焦有名無形，尤可見矣。古益袁氏曰：所謂三焦者，于膈膜脂膏之內、五藏五府之隙、水穀流化之關，其氣融會于其間，薰蒸膈膜，發達皮膚分肉，運行四旁，曰上中下，各隨所屬部分而名之，實元氣之別使也。是故雖無其形，倚內外之形而得名；雖無其實，合內外之實而爲位者也。愚按：“其府在氣街”一句，疑有錯簡，或衍。三焦自屬諸府，其經爲手少陽與手心主配，且各有治所，不應又有府也。

一陽曰：上中下就是陰陽。治是貴治之治，是三焦鈐束的地方。膀胱上口，上口非上有口，即是上頭地位，不可以辭害意。

三十二難曰：五藏俱等，而心肺獨在膈上者，何也？然。心者，血；肺者，氣。血爲榮，氣爲衛，相隨上下，謂之榮衛，通行經絡，營周于外，故令心[1]肺在膈上也。

滑氏曰：心榮肺衛，通行經絡，營周于外，猶天道之運于上也。膈者，隔也。凡人心下有膈膜，與脊脅周回相著，所以遮隔濁氣，不使上熏于心肺也。四明陳氏曰：此特言其位之高下耳。若以五藏德化論之，則尤有説焉。心肺既能以血氣生育人身，則此身之父母也。以父母之尊，亦自然居于上矣。《内經》曰：膈肓[2]之上，中有父母，此之謂也。

一陽曰：心肺就是陰陽。此“外”字，非内外之外，乃周身經絡之鈐束也。此以上下言，三十五難以遠近言。

三十三難曰：肝青象木，肺白象金。肝得水而沉，木得水而浮。肺得水而浮，金得水而沉，其意何也？然。肝者，非爲純木也。乙角也，庚之柔。一句。大言陰與陽，小言夫與婦。釋其微陽而吸其微陰之氣，其意樂金。又行陰道多，故令肝得水而沉也。肺者，非爲純金也。辛商也，丙之柔。一句。大言陰與陽，小言夫與婦，釋其微陰，婚而就火，其意樂火。又行陽道多，故令肺得水而浮也。肺熟而復沉，肝熟而復浮者，何也？故知辛當歸庚，乙當歸甲也。有圖。

滑氏曰：四明陳氏云：肝屬甲乙木，應角音而重濁。析而言之，則甲爲木之陽，乙爲木之陰，合而言之，則皆陽也。以其屬少陽而位于人身之陰分，故爲陰中之陽。夫陽者，必合陰。甲乙之陰陽，本自爲配合，而乙與庚通，剛柔之道，乙乃合甲之微陽而反樂金，故吸受庚金微陰之氣，爲之夫婦。木之性本浮，以其受金之氣而居陰道，故得水而沉也。及熟之，則所受金之氣去，乙復歸之甲，而木之本體，自然還浮也。肺屬庚辛金，應商音而輕清。析而言之，則庚爲金之陽，辛爲金之陰。合而言之，則皆陰也。以其屬太陰，而位于人身之陽分，故爲陽中之陰。夫陰者，必合陽。庚辛之陰陽，本自爲配合，而辛與丙通，剛柔之道，辛乃合庚之微陰，而反樂夫火，故就丙火之陽爲之夫婦。金

1　心：原脱。據《難經·三十二難》補。
2　肓：原誤作“盲”，據《難經本義》卷下改。

之性本沉，以其受火之氣炎上而居陽道，故得水而浮也。及熟之，則所受火之氣乃去，辛復歸之庚，而金之本體自然還沉也。古益袁氏曰：肝爲陰木，乙也。肺爲陰金，辛也。角商各其音也。乙與庚合，丙與辛合，猶夫婦也。故皆暫舍其本性，而隨夫之氣習，以見陰陽相感之義焉。況肝位膈下，肺居膈上。上陽下陰，所行之道，性隨而分，故木浮而反肖金之沉，金沉而反肖火之上行而浮也。凡物極則反，及其經制化變革，則歸根覆命焉。是以肝肺熟而各肖其木金之本性矣。紀氏曰：肝爲陰中之陽，陰性尚多，不隨于木，故得水而沉也。肺爲陽中之陰，陽性尚多，不隨于金，故得水而浮也。此乃言其大者耳。若言其小，則乙庚丙辛，夫婦之道也。及其熟而沉浮反者，各歸所屬，見其本性故也。周氏曰：肝畜血，血陰也。多血少氣，體凝中窒，雖有脉絡內經，非玲瓏空虛之比，故得水而沉也。及其熟也，濡而潤者轉爲乾燥，凝而窒者變爲通虛，宜其浮也。肺主氣，氣陽也。多氣少血，體四垂而輕泛，孔竅玲瓏，脉絡旁達，故得水而浮也。熟則體皆揪斂，孔竅窒實，輕舒者變而緊縮，宜其沉也。斯物理之當然，與五行造化默相符合耳。謝氏曰：此因物之性而推其理也。愚謂肝爲陽，陰中之陽也。陰性尚多，故曰微陽。其居在下，行陰道也。肺爲陰，陽中之陰也。陽性尚多，故曰微陰。其居在上，行陽道也。熟則無所樂而反其本矣，何也？物熟而相交之氣散也。

　　一陽曰：金木就是陰陽。造化妙于肝肺，隱而不可知；機緘露于浮沉，顯而神可見，噫！天地萬物纖芥，無非造化神于其間，卽此二物，不類推乎。分而言之，一藏又各具一太極也。

三十四難曰：五藏各有聲色臭味，皆可曉知以不？然。《十變》言肝色青，其臭臊[1]，其味酸，其聲呼，其液泣。心色赤，其臭焦，其味苦，其聲言，其液汗。脾色黃，其臭香，其味甘，其聲歌，其液涎。肺色白，其臭腥，其味辛，其聲哭，其液涕。腎色黑，其臭腐，其味鹹，其聲呻，其液唾。是五藏聲色臭味也。有圖。

　　滑氏曰：此五藏之用也。"聲色臭味"下欠"液"字。肝色青，臭臊，木化也。呼出木也。味酸，曲直作酸也。液泣，通乎目也。心色赤，臭焦，火化也，

1　臊：原誤作"燥"，非臭也。據下文"滑氏曰"改。

言揚火也。味苦,炎上作苦也。液汗,心主血,汗爲血之屬也。脾色黃,臭香,土化也。歌,緩土也。一云:脾神好樂,故其聲主歌。味甘,稼穡作甘也。液涎[1]通乎口也。肺色白,臭腥,金化也。哭慘,金也。味辛,從革作辛也。液涕通乎鼻也。腎色黑,臭腐,水化也。呻吟誦也,象水之聲。味鹹,潤下作鹹也。液唾,水之屬也。四明陳氏曰:腎位遠,非呻[2]之則氣不得及于息,故聲之呻者,自腎出也。然肺主聲,肝主色,心主臭,脾主味,腎主液。五藏錯綜,互相有之,故云十變也。五五二十五變。

一陽曰:聲、色、臭、味,各各有陰陽。望、聞、問、切,到此備矣。大哉,醫聖之格言乎!以一身論之,五藏爲一身之大極,又折而遠近也。又云:一藏又具木、火、土、金、水五行。

五藏有七神,各何所藏耶?然。藏者,人之神氣所舍藏也。故肝藏魂,肺藏魄,心藏神,脾藏意與智,腎藏精與志也。

滑氏曰:藏者,藏也。人之神氣藏于內焉。魂者,神明之輔弼也。隨神往來,謂之魂。魄者,精[3]氣之匡佐也。并精而出入[4]者,謂之魄。神者,精氣之化成也。兩精相薄謂之神。脾主思,故藏意與智。腎者,作強之官,伎巧出焉,故藏精與志也。此因五藏之用而言五藏之神,是故五用著于外,七神蘊于內也。

一陽曰:修養調攝關捷下手處,不外乎此。

三十五難曰:五藏各有所句府,皆相近,而心肺獨去大腸、小腸遠者,何也?然。《經》言心榮肺衛,通行陽氣,故居在上。大腸、小腸,傳陰氣而下,故居在下,所以相去而遠也。

滑氏曰:心榮肺衛,行陽氣而居上,大腸、小腸,傳陰氣而居下,不得不相遠也。

一陽曰:前三十二難意言上下,此言臟腑相去不遠,而心肺之腑臟遠,何也?此近遠就是上下,即所司形上一邊說,甚易知易見。

---

1 涎:原誤作"液",據《難經本義》卷下改。
2 呻:原誤作"伸",據改同上。
3 精:原誤作"積",據改同上。
4 入:原脫,據補同上。

又諸府者，皆陽也，清淨之處，今大腸、小腸、胃與膀胱皆受不淨，其意何也？

滑氏曰：又問諸府既皆陽也，則當爲清淨之處，何故大腸、小腸、胃與膀胱皆受不淨耶？

然。諸府者，謂是非也。《經》言小腸者，受盛之府也。大腸者，傳寫行道之府也。膽者，清淨之府也。胃者，水穀之府也。膀胱者，津液之府也。一府猶無兩名，故知非也。小腸者，心之府。大腸者，肺之府。膽者，肝之府。胃者，脾之府。膀胱者，腎之府。

滑氏曰：謂諸府爲清淨之處者，其説非也。今大腸、小腸、胃與膀胱各有受任，則非陽之清淨矣。各爲五藏之府，固不得而兩名也。蓋諸府體爲陽，而用則陰，經所謂“濁陰歸六府”是也。云諸府皆陽，清淨之處，唯膽足以當之。

一陽曰：“是”字指“皆清淨”三字。又云：若如此説非也。五腑五臟對説。

小腸謂赤腸，大腸謂白腸，膽者謂青腸，胃者謂黃腸，膀胱者謂黑腸，下焦之所治也。

滑氏曰：此以五藏之色分別五府，而皆以腸名之也。“下焦所治”一句，屬膀胱，謂膀胱當下焦所治，主分別清濁也。

一陽曰：越人到此，又分別出火、金、木、土、水來。

三十六難曰：藏各有一耳，腎獨有兩者，何也？然。腎兩者，非皆腎也。其左者爲腎，右者爲命門。命門者，諸神精之所舍，原氣之所繫也。男子以藏精，女子以繫胞，故知腎有二也。

滑氏曰：腎之有兩者，以左者爲腎，右者爲命門也。男子于此而藏精，受五藏六府之精而藏之也。女子于此而繫胞，是得精而能施化，胞則受胎之所也。原氣謂臍下腎間動氣，人之生命，十二經之根本也。此篇言“非皆腎也”，三十九難亦言“左爲腎，右爲命門”，而又云其氣與腎通，是腎之兩者，其實則一爾。故項氏家説，引沙隨程可久曰：北方常配二物，故惟坎加習，于物爲龜爲蛇，于方爲朔爲北，于大玄爲罔爲冥。《難經》曰：藏有一而腎獨兩，此之謂也。○此通[1]三十八難、三十九難諸篇，前後參考，其義乃盡。

三十七難曰：五藏之氣于何發起？通于何許？可曉以不？然。五藏者，當上關于九竅也。故肺氣通于鼻，鼻和則知香臭矣。肝氣通于目，目和則知黑白矣。脾氣通于口，口和則知穀味矣。心氣通于舌，舌和則知五味矣。腎氣通于耳，耳和則知五音矣。

滑氏曰：謝氏云：本篇問五藏之氣于何發起、通于何許？答文止言五藏通九竅之義，而不及五藏之發起，恐有缺文。愚按：五藏發起，當如二十三難流注之說，上關九竅，《靈樞》作七竅者是，下同。

一陽曰：此下只說“通”，遺失于“何發起”的答辭。

五藏不和則九竅不通，六府不和則留結爲癰。

滑氏曰：此二句結上起下之辭。五藏陰也，陰不和則病于內。六府陽也，陽不和則病于外。

邪在六府，則陽脉不和。陽脉不和，則氣留之。氣留之，則陽脉盛矣。邪在五藏，則陰脉不和。陰脉不和，則血留之。血留之，則陰脉盛矣。陰氣太盛，則陽氣不得相營也，故曰格。陽氣太盛，則陰氣不得相營也，故曰關。陰陽俱盛，不得相營也，故曰關格。關格者，不得盡其命而死矣。

滑氏曰：此與《靈樞》第十七篇文大同小異。○或云：二十八難“其受邪氣畜則腫熱砭射之也”十二字，當爲此章之結語。蓋陰陽之氣太盛而至于關格者，必死。若但受邪氣畜，則宜砭射之。“其”者，指物之辭，因上文六府不和及邪在六府而言之也。

一陽曰：此一節，越人述《靈樞·脉度》第十七篇，全文可與前三難、二十二難參看。

《經》言：氣獨行于五藏，不營于六府者何也？然。夫氣之所行也，

1　通：原作“之”，《難經本義》卷下作“通”，義長，據改。

如水之流不得息也。故陰脉營于五藏，陽脉營于六府，如環無端，莫知其紀，終而復始。其不覆溢，人氣內溫于藏府，外濡于腠理。

滑氏曰：此因上章"營"字之意而推及之也。亦與《靈樞》十七篇文大同小異。所謂"氣獨行于五藏，不營于六府"者，非不營于六府也，謂在陰經則營于五藏，在陽經則營于六府。脉氣周流如環無端，則無關格覆溢之患。而人之氣，內得以溫于藏府，外得以濡于腠理矣。○四明陳氏曰：府有邪則陽脉盛，藏有邪則陰脉盛。陰脉盛者，陰氣關于下；陽脉盛者，陽氣格于上，然而未至于死。陰陽俱盛，則既關且格。格則吐而食不下，關則二陰閉不得大小便而死矣。藏府氣和而相營，陰不覆，陽不溢，又何關格之有？

一陽曰："獨"字訓作疑而未決之辭，似説是獨行于五臟。《甲乙經》有"如川之流"，《靈樞經》還有"如日月之行不休"一句。

三十八難曰：藏惟有五，府獨有六者，何也？然。所以府有六者，謂三焦也，有原氣之別焉。主持諸氣，有名而無形，其經屬手少陽。此外府也，故言府有六焉。

滑氏曰：三焦主持諸氣，爲原氣別使者，以原氣賴其導引，潛行默運于一身之中，無或間斷也。外府指其經爲手少陽而言，蓋三焦外有經而內無形，故云。詳見六十六難。

一陽曰：三十八難、三十九難總以三焦與命門反復言其無形，原氣之別，與六十二難、六十六難參看。"原"字與八難"原"字同。

三十九難曰：《經》言府有五、藏有六者何也？然。六府者，正有五府也，五藏亦有六藏者，謂腎有兩藏也。其左爲腎，右爲命門。命門者，精神之所舍也。男子以藏精，女子以繫胞，其氣與腎通，故言藏有六也。府有五者，何也？然。五藏各一府，三焦亦是一府，然不屬于五藏，故言府有五焉。

滑氏曰：前篇言藏有五、府有六，此言府有五、藏有六者，以腎之有兩也。腎之兩，雖有左右命門之分，其氣相通，實皆腎而已。府有五者，以三焦配合手心主也。合諸篇而觀之，謂五藏六府可也，五藏五府亦可也，六藏六府亦可也。

⬜一陽曰: 與前三十六難參看。

四十難曰:《經》言肝主色, 心主臭, 脾主味, 肺主聲, 腎主液。鼻者肺之候, 而反知香臭。耳者腎之候, 而反聞聲。其意何也? 然。肺者, 西方金也。金生于巳。巳者, 南方火。火者心, 心主臭, 故令鼻知香臭。腎者, 北方水也。水生于申。申者, 西方金。金者肺, 肺主聲, 故令耳聞聲。

⬜滑氏曰: 四明陳氏云: 臭者心所主, 鼻者肺之竅。心之脉上肺, 故令鼻能知香臭。耳者, 腎之竅。聲者, 肺所主。腎之脉上肺, 故令耳能聞聲也。愚按: 越人此説, 蓋以五行相生之理而言, 且見其相因而爲用也。

⬜一陽曰: 甲木生亥, 乙木生午, 庚金生巳, 辛金生子, 壬水生申, 癸水生卯, 丙戊生寅, 丁己生酉。肺開竅于鼻, 屬金。心主臭, 屬火。鼻之所以聞臭者, 夫婦之相感也。腎開竅于耳, 屬水。肺主聲, 屬金。耳之所以聞聲者, 子母之相通也。

四十一難曰: 肝獨有兩葉, 以何應也? 然。肝者, 東方木也。木者, 春也。萬物始生, 其尚幼小, 意無所親, 去太陰尚近, 離太陽不遠, 猶有兩心, 故有兩葉, 亦應木葉也。

⬜滑氏曰: 四明陳氏云: 五藏之相生, 母子之道也。故腎爲肝之母, 屬陰中之太陰。心爲肝之子, 屬陽中之太陽。肝之位, 切近乎腎, 亦不遠乎心也。愚謂肝有兩葉, 應東方之木。木者, 春也。萬物始生, 草木甲拆, 兩葉之義也。越人偶有見于此而立爲論説, 不必然, 不必不然也。其曰太陰太陽, 固不必指藏氣及月令而言, 但隆冬爲陰之極, 首夏爲陽之盛, 謂之太陰太陽, 無不可也。凡讀書要須融活, 不可滯泥, 先儒所謂以意逆志, 是謂得之信矣。後篇謂肝左三葉、右四葉, 此云兩葉, 總其大者爾。

⬜一陽曰: 肝屬木, 故象木。木之初生, 多是兩歧, 故兩葉也。人眼胞屬太陰, 故云近。睛明穴屬太陽, 故云不遠, 甚捷。猶有兩心, 因水火不相得而肝欲水, 以爲母向水一邊是順, 在剋火的賊邪了, 又要生子, 火是木之子, 母無不愛子, 既愛子不消愛水矣, 所以謂之有兩心。

四十二難曰：人腸胃長短，受水穀多少，各幾何？然。胃大一尺五寸，徑五寸，長二尺六寸，橫屈受水穀三斗五升。其中常留句穀二斗，水一斗五升。小腸大二寸半，徑八分分之少半[1]，長三丈二尺，受穀二斗四升，水六升三合合之太半。回腸大四寸，徑一寸半，長二丈一尺，受穀一斗，水七升半。廣腸大八寸，徑二寸半，長二尺八寸，受穀九升三合八分合之一。故腸胃凡長五丈八尺四寸，合受水穀八斗七升六合八分合之一。**此腸胃長短，受水穀之數也。**

滑氏曰：回腸即大腸、廣腸、肛門之總稱。

一陽曰：大即圓數徑數，以三分之一折量。其多寡在分之少半，即零法，不必拘拘額定也。夫數有零，才吻合生生不息之妙。若額設是多少無零，則失人之大小肥瘦不齊矣。物之不齊，物之情，焉可一定哉！今算總共九斗二升一合有零，除八斗七升六合，內少四升五合有零，除一日再至圊之數，抑元氣磅礴，也銷鑠了些。

肝重四斤四兩，左三葉，右四葉，凡七葉，主藏魂。

心重十二兩，中有七孔三毛，盛精汁三合，主藏神。

脾重二斤三兩，扁廣三寸，長五寸，有散膏半斤，主裹血，溫五藏，主藏意。

肺重三斤三兩，六葉兩耳，凡八葉，主藏魄。

腎有兩枚，重一斤一兩，主藏志。

膽在肝之短葉間，重三兩三銖，盛精汁三合。

胃重二斤十四兩[2]，紆曲屈伸，長二尺六寸，大一尺五寸，徑五寸，盛穀二斗，水一斗五升。

小腸重二斤十四兩，長三丈二尺，廣二寸半，徑八分分之少半，左回疊積十六曲，盛穀二斗四升，水六升三合合之太半。

大腸重二斤十二兩，長二丈一尺，廣四寸，徑一寸，當臍右，回疊積

1　大二寸半，徑八分分之少半："大"指圓周長，"徑"即直徑。據此則大：2.5寸：徑：0.796寸。亦即直徑是八分還差一小點（"分之少半"）。

2　二斤十四兩：《難經集注》作"二斤二兩"，其下有注："按《史記正義》引作'二斤十四兩'。"《難經本義》作"二斤一兩"。

十六曲，盛穀一斗、水七升半。

膀胱重九兩二銖，縱廣九寸，盛溺九升九合。

口廣二寸半，唇至齒長九分，齒以後至會厭深三寸半，大容五合。

舌重十兩，長七寸，廣二寸半。

咽門重十兩[1]，廣二寸半，至胃長一尺六寸。

喉嚨重十二兩，廣二寸，長一尺二寸，九節。

肛門重十二兩，大八寸，徑二寸大半，長二尺八寸，受穀九升三合八分合之一。

滑氏曰：此篇之義，《靈樞》三十一、三十二篇皆有之，越人併爲一篇，而後段增入五藏輕重所盛所藏，雖覺前後重復，不害其爲丁寧也。但其間受盛之數各不相同，然非大義之所關，姑闕之以俟知者。

四十三難曰：人不食飲，七日而死者，何也？然。人胃中當有留穀二斗、水一斗五升，故平人日再至圊，一行二升半，日中五升，七日五七三斗五升，而水穀盡矣。故平人不食飲七日而死者，水谷津液俱盡卽死矣。

滑氏曰：此篇與《靈樞》三十二篇文大同小異。平人胃滿則腸虛，腸滿則胃虛，更虛更滿，故氣得上下，五藏安定，血脉和利，精神乃居。故神者，水穀之精氣也。平人不食飲，七日而死者，水谷津液皆盡也。故曰"水去則榮散，谷消則衛亡"。榮散胃亡，神無所依，此之謂也。

一陽曰：三十難至四十三難，言榮衛、三焦、臟腑、腸胃之詳。人以食飲爲天。所謂陽者，胃脘之陽也。陽生陰長，理之必然。人之所主生者，元氣、衛氣、穀氣相爲依附，配三才，互爲其根，并行而不悖也。今穀氣已無，則元氣、衛氣無依，呼吸賴何出入？消至七日，元氣盡矣。此越人說平人不食言。如病人有二旬餘日不食而能生者，真氣未損，血氣痰壅窒所養也，又不在此例。拘拘者，不可與言至巧矣。

四十四難曰：七衝門何在？然。唇爲飛門，齒爲戶門，會厭爲吸門，

---

1 十兩：《難經集注》同，《難經本義》作"十二兩"。

胃爲賁門，太倉下口爲幽門，大腸小腸會爲闌門，下極爲魄門，故曰七衝門也。

滑氏曰：衝，衝要之衝。會厭，謂咽嗌。會，合也。厭，猶掩也。謂當咽物時，合掩喉嚨，不使食物誤入，以阻其氣之噓吸出入也。賁與奔，同言物之所奔向也。太倉下口，胃之下口也。在臍上二寸下脘之分。大腸小腸會在臍上一寸水分穴。下極，肛門也。云魄門，亦取幽陰之義。

一陽曰：四十四[1]難言七衝門，乃人身資身之用。肺與大腸爲表里，肺藏魄，故下極爲魄門，以應臟腑之始終也。

四十五難曰：《經》言八會者何也？然。府會太倉，臟會季脅，筋會陽陵泉，髓會絶骨，血會膈俞，骨會大杼，脉會太淵，氣會三焦，外一筋直兩乳內也。熱病在內者，取其會之氣穴也。

滑氏曰：太倉一名中脘，在臍上四寸。六府取稟于胃，故爲府會。季脅，章門穴也。在大橫外，直臍季肋端，爲脾之募。五藏取稟于脾，故爲藏會。足少陽之筋結于膝外廉陽陵泉也。在膝下一寸外廉陷中。又膽與肝爲[2]配，肝者筋之合，故爲筋會。絶骨一名陽輔，在足外踝上四寸，輔骨前、絶骨端，如前三分。諸髓皆屬于骨，故爲髓會。膈俞在背第七椎下，去脊兩旁各一寸半，足太陽脉氣所發也。太陽多血，又血乃水之象，故爲血會。大杼在項後第一椎下，去脊兩旁各一寸半，太淵在掌後陷中動脉，即所謂寸口者，脉之大會也。氣會三焦，外一筋直兩乳內，即膻中，爲氣海者也。在玉堂下一寸六分。熱病在內者，各視其所屬而取之會也。謝氏曰：三焦當作上焦。四明陳氏曰：髓會絶骨，髓屬于腎，腎主骨，于足少陽無所關。腦爲髓海，腦有枕骨穴，則當會枕骨，絶骨誤也。血會膈俞。血者心所統，肝所藏。膈俞在七椎下兩旁，上則心俞，下則肝俞，故爲血會。骨會大杼。骨者髓所養，髓自腦下注于大杼，大杼滲入脊心，下貫尾閭，滲諸骨節，故骨之氣皆會于此，亦通。古益袁氏曰：人能健步，以髓會絶骨也。肩能任重，以骨會大杼也。

一陽曰：府藏是陰陽，八會爲熱病在內之氣穴也。絶骨俟詳。古益袁氏

---

1 四：下有"五"字，今核《難經・四十五難》無七衝門，當衍，刪之。
2 爲：原作"同"，據《難經本義》卷下改。

曰：人能健步，以髓會絶骨，則絶骨在足明矣。謝氏以腦爲髓海，髓會枕骨，亦通。

四十六難曰：老人臥而不寐，少壯寐而不寤者，何也？然。《經》言少壯者，血氣盛，肌肉滑，氣道通，榮衛之行不失于常，故晝日精，夜不得寤也。老人血氣衰，肌肉不滑，榮衛之道澀，故晝日不能精，夜不得寐也。故知老人不得寐也。

滑氏曰：老人之寤而不寐，少壯之寐而不寤，係乎榮衛血氣之有餘不足也。與《靈樞》十八篇同。

一陽曰：四十六[1]難，越人述《靈樞·營衛生會》十八篇文，言老幼寤寐，以見氣血之盛衰。

四十七難曰：人面獨能耐寒者何也？然。人頭者，諸陽之會也。諸陰脉皆至頸、胸中而還，獨諸陽脉皆上至頭耳，故令面耐寒也。

滑氏曰：《靈樞》第四篇曰：首面與身形也，屬骨連筋，同血合于氣耳。天寒則裂地凌冰，其卒寒，或手足懈惰，然而其面不衣何也？岐伯曰：十二經脉，三百六十五絡，其血氣皆上于面而走空竅，其精陽氣上走于目而爲睛，則別氣走于耳而爲聽，其宗氣上出于鼻而爲臭，其濁氣出于胃走唇口而爲味。其氣之津液皆上熏于面，而皮又厚，其肉堅，故天氣[2]甚寒不能勝之也。愚按：手之三陽，從手上走至頭；足之三陽從頭下走至足；手之三陰，從腹走至手；足之三陰，從足走入腹。此所以諸陰脉皆至頸胸中而還，獨諸陽脉皆上至頭耳也。

一陽曰：人面耐寒，以見陰陽之會。

四十八難曰：人有三虛三實，何謂也？然。有脉之虛實，有病之虛實，有診之虛實也。脉之虛實者，濡者爲虛，堅牢者爲實。病之虛實者，出者爲虛，入者爲實；言者爲虛，不言者爲實；緩者爲虛，急者爲實。診之虛實者，濡者爲虛，牢者爲實；癢者爲虛，痛者爲實。外痛内快爲外實

---

1 六：下原有"七"字，據文義當衍，刪之。
2 天氣：原作"大熱"，不通，據《靈樞·邪氣藏府病形篇》改。

內虛，內痛外快爲內實外虛，故曰虛實也。

滑氏曰：濡者爲虛，緊[1]牢者爲實，此脉之虛實也。出者爲虛，是五藏自病，由內而之外。東垣家所謂內傷是也。入者爲實，是五邪所傷，由外而之內，東垣家所謂外傷是也。言者爲虛，以五藏自病，不由外邪，故惺惺而不妨于言也。不言者爲實，以人之邪氣內鬱，故昏亂而不言也。緩者爲虛，緩不急也。言內之出者，徐徐而遲，非一朝一夕之病也。急者爲實，言外邪所中風寒濕熱等病，死生在五六日之間也。此病之虛實也。診，按也，候也，按其外而知之，非診脉之診也。濡者爲虛，牢者爲實，《脉經》無此二句。謝氏以爲衍文。楊氏謂按之皮肉柔濡者爲虛，牢強者爲實，然則有亦無害。夫按病者之處，所知痛者爲實，則知不痛而癢者非實矣。又知外痛內快，爲邪盛之在外；內痛外快，爲邪盛之在內矣。大抵邪氣盛則實，精氣奪則虛，此診之虛實也。

一陽曰：滑氏謂四十八難至六十一難言診候病能、臟腑積聚、泄利、傷寒雜病之別，而繼之望、聞、問、切，醫之能事畢矣。

四十九難曰：有正經自病，有五邪所傷，何以別之？然。憂愁思慮則傷心，形寒飲冷則傷肺，恚怒氣逆上而不下則傷肝，飲食勞倦則傷脾，久坐濕地、強力入水則傷腎，是正經之自病也。

滑氏曰：心主思慮，君主之官也，故憂愁思慮則傷心。肺主皮毛而在上，是爲嫩藏，故形寒飲冷則傷肺。肝主怒，怒則傷肝。脾主飲食及四肢，故飲食勞倦則傷脾。腎主骨而屬水，故用力作強，坐濕入水則傷腎。凡此蓋憂思恚怒、飲食動作之過而致然也。夫憂思恚怒、飲食動作，人之所不能無者，發而中節，烏能爲害？過則傷人，必矣。故善養生者，去泰、去甚，適其中而已。昧者拘焉，乃欲一切拒絕之，豈理也哉！○此與《靈樞》第四篇文大同小異，但傷脾一節作"若醉入房，汗出當風則傷脾"不同爾。謝氏曰：飲食勞倦，自是二事。飲食得者，饑飽失時。勞倦者，勞形力而致倦怠也。此本經自病者，病由內作，非外邪之干，所謂內傷者也。或曰：坐濕入水，亦從外得之也。何爲正經自病？曰：此非天之六淫也。

---

1 緊：原脱，据《難經本義》卷下補。

何謂五邪？然。有中風，有傷暑，有飲食勞倦，有傷寒，有中濕，此之謂五邪。

滑氏曰：風，木也。喜傷肝。暑，火也。喜傷心。土爰稼穡，脾主四肢，故飲食勞倦，喜傷脾。寒，金氣也。喜傷肺。《左氏傳》狐突云：金，寒是也。濕，水也。喜傷腎，霧雨蒸氣之類也。此五者，邪由外至，所謂外傷者也。謝氏曰：脾胃正經之病，得之勞倦。五邪之傷，得之飲食。

一陽曰：燥氣傷人者少，蓋火就燥，燥屬于暑火而不言燥也。飲食本非外邪，但挾熱溫涼之性而入，亦與邪同，不必專主于天之六淫言也。

假令心病，何以知中風得之？然。其色當赤。何以言之？肝主色，自入爲青，入心爲赤，入脾爲黃，入肺爲白，入腎爲黑。肝爲心邪，故知當赤色。其病身熱，脅下滿痛。其脉浮大而弦。

滑氏曰：此以心經一部，設假令而發其例也。肝主色，肝爲心邪，故色赤，身熱。脉浮大，心也。脅痛，脉弦，肝也。

一陽曰：只在心上説，此是五邪中的虛邪。

何以知傷暑得之？然。當惡臭。何以言之？心主臭，自入爲焦臭，入脾爲香臭，入肝爲臊臭，入腎爲腐臭，入肺爲腥臭，故知心病傷暑得之，當惡臭。其病身熱而煩，心痛，其脉浮大而散。

滑氏曰：心主臭，心傷暑而自病，故惡臭，而證狀、脉診皆屬乎心也。

一陽曰：在心上説，此是五邪中正邪。

何以知飲食勞倦得之？然。當喜苦味也。虛爲不欲食，實爲欲食，何以言之？脾主味，入肝爲酸，入心爲苦，入肺爲辛，入腎爲鹹，自入爲甘。故知[1]脾邪入心，爲喜苦味也。其病身熱而體重嗜臥，四肢不收。其脉浮大而緩。

滑氏曰：脾主味。脾爲心邪，故喜苦味。身熱，脉浮大，心也。體重嗜臥，四肢不收，脉緩，脾也。"虛爲不欲食，實爲欲食"二句，于上下文無

1　故知：原脱。據《難經集注》卷四補，與上下文行文體例合。

所發，疑錯簡衍文也。

    一陽曰：在心上說，此是五邪中實邪，兼十難脾邪干心甚微，斟酌看。

何以知傷寒得之？然。當譫言妄語。何以言之？肺主聲，入肝爲呼，入心爲言，入脾爲歌，入腎爲呻，自入爲哭，故知肺邪入心，爲譫言妄語也。其病身熱，灑灑惡寒，甚則喘咳。其脉浮大而濇。

    滑氏曰：肺主聲，肺爲心邪，故譫言妄語，身熱，脉浮大，心也。惡寒喘咳，脉濇，肺也。

    一陽曰：在心上說，此是五邪中微邪。留心讀此，則知後人鑿說，“傷寒傳足不傳手”，大謬！而王海藏有傷寒自肺入祖此。

何以知中濕得之？然。當喜汗出，不可止。何以言之？腎主濕，入肝爲泣，入心爲汗，入脾爲涎，入肺爲涕，自入爲唾，故知腎邪入心，爲汗出不可止也。其病身熱而小腹痛，足脛寒而逆，其脉沉濡而大，此五邪之法也。

    滑氏曰：腎主濕。濕化五液。腎爲心邪，故汗出不可止，身熱，脉大，心也。小腹痛，足脛寒，脉沉濡[1]，腎也。○凡陰陽府藏經絡之氣虛實相等，正也。偏虛偏實，失其正也。失其正則爲邪矣。此篇越人蓋言陰陽藏府經絡之偏虛偏實者也。由偏實也，故內邪得而生。由偏虛也，故外邪得而入。

    一陽曰：在心上說，此是賊邪。此五邪舉心經一臟而言。五臟各各有五邪，重在生剋上言。若在治病上言，又依不得虛、實、正、微、賊了。如肺乃心之微邪，而傷寒譫言妄語，有延逆不救者；腎乃心之賊邪，有合法而易治者，又不拘拘于虛賊也。學者脉、治二事，全在融會。若固執虛邪易治、實邪難治，則失越人意矣。

五十難曰：病有虛邪，有實邪，有賊邪，有微邪，有正邪，何以別之？然。從後來者爲虛邪，從前來者爲實邪，從所不勝來者爲賊邪，從所勝來者爲微邪，自病者爲正邪。有圖。

    滑氏曰：五行之道，生我者體，其氣虛也。居吾之後而來爲邪，故曰虛

1　濡：原作“濇”，據本條《難經·四十九難》正文改。

邪。我生者相，氣方實也。居吾之前而來爲邪，故曰實邪。正邪則本經自病者也。

[一陽曰]：此只是分別上章虛、正、實、微、賊，與十難并看。古聖人教人，重言剖別如此。今醫者剽竊半句古人説的話，以爲奇秘，不肯説與不知的，矜誇自得，是何存心哉？真越人之賊徒矣。斯人見惡于朱晦翁，而彼[1]他云"醫爲賤役"，牽累斯道，辱致憎言。噫！在斯人固不可，在晦翁尤不可。大抵賢者，氣象如此，在聖人則無此語矣。

何以言之？假令心病，中風得之爲虛邪，傷暑得之爲正邪，飲食勞倦得之爲實邪，傷寒得之爲微邪，中濕得之爲賊邪。

[滑氏曰]：假心爲例，以發明上文之義。中風爲虛邪，從後而來，火前水後也。傷暑爲正邪，火自病也。飲食勞倦爲實邪，從前而來，土前火後也。傷寒爲微邪，從所勝而來，火勝金也。中濕爲賊邪，從所不勝而來，水剋火也。與上篇互相發，宜通考之。

五十一難曰：病有欲得溫者，有欲得寒者，有欲得見人者，有不欲見人者，而各不同，病在何藏府也？然。病欲得寒而見人者，病在府也。病欲得溫而不欲見人者，病在藏也。何以言之？府者，陽也。陽病欲得寒，又欲見人。藏者，陰也。陰病欲得溫，又欲閉户獨處，惡聞人聲，故以別知[2]藏府之病也。

[滑氏曰]：紀氏云：府爲陽，陽病則熱有餘而寒不足，故飲食、衣服、居處皆欲就寒也。陽主動而應乎外，故欲得見人。藏爲陰，陰病則寒有餘而熱不足，故飲食、衣服、居處皆欲就溫也。陰主靜而應乎内，故欲閉户獨處而惡聞人聲也。

[一陽曰]：此陰陽動靜之理發露處。

五十二難曰：府藏發病，根本等不？然。不等也。其不等奈何？

1　彼：疑此字爲"被"之形誤。
2　知：原作"之"，《難經集注》卷四作"知"。"之"乃"知"的音誤，故改。

然。藏病者，止而不移，其病不離其處。府病者，仿佛賁嚮，上下行流，居處無常，故以此知藏府根本不同也。

[滑氏曰]：丁氏云：藏爲陰，陰主靜，故止而不移。府爲陽，陽主動，故上下流行，居處無常也。五十五難文義互相發。

五十三難曰：《經》言七傳者死，間藏者生，何謂也？然。七傳者，傳其所勝也。間藏者，傳其子也。何以言之？假令心病傳肺，肺傳肝，肝傳脾，脾傳腎，腎傳心，一藏不再傷，故言七傳者死也。 有圖。

[滑氏曰]：紀氏云：心火傳肺金，肺金傳肝木，肝木傳脾土[1]，脾土傳腎水，腎水傳心火，心火受水之傳一也，肺金復受火之傳再也。自心而始，以次相傳，至肺之再，是七傳也。故七傳死者，一藏不受再傷也。

[一陽曰]：此是相剋的一邊。

假令心病傳脾，脾傳肺，肺傳腎，腎傳肝，肝傳心，是子母相傳，竟而復始，如環無端，故曰生也。

[滑氏曰]：呂氏云：間藏者，間其所勝之藏而相傳也。心勝肺，脾間之。脾勝腎，肺間之。肺勝肝，腎間之。腎勝心，肝間之。肝勝脾，心間之。此謂傳其所生也。○按：《素問·標本病傳論》曰：謹察間甚，以意調之。間者并行，甚者獨行。蓋并者，并也。相并而傳，傳其所間，如呂氏之說是也。獨者，特也。特傳其所勝，如紀氏之說是也。越人之義，蓋本諸此。詳見本篇及《靈樞》四十二篇，但二經之義，則以五藏與胃、膀胱七者相傳發其例，而其篇題皆以病傳爲名。今越人則以七傳間藏之目，推明二經，假心爲例，以見病之相傳。若傳所勝至一藏，再傷則死。若間其所勝，是子母相傳，則生也。尤簡而明。

[一陽曰]：此是間臟相生的一邊。

五十四難曰：藏病難治，府病易治，何謂也？然。藏病所以難治者，傳其所勝也。府病易治者，傳其子也。與七傳間藏同法也。

[滑氏曰]：四明陳氏云：五藏者，七神內守，則邪之微者不易傳。若大氣之

1　脾土：原作"土脾"，據《難經本義》卷下改。下一"脾土"同此。

入，則神亦失守而病深，故病難治，亦或至于死矣。六府爲轉輸傳化者，其氣常通，況膽又清淨之處，雖邪入之，終難深留，故府病易治也。愚按：以越人之意推之，則藏病難治者，以傳其所勝也。府病易治者，以傳其所生也。雖然，此特各舉其一偏而言爾。若藏病傳其所生亦易治，府病傳其所勝亦難治也。故龐安常云：世之醫書，惟扁鵲之言爲深，所謂《難經》者也。越人寓術于其書，而言之有不詳者，使後人自求之歟。今以此[1]篇詳之，龐氏可謂得越人之心者矣。

五十五難曰：病有積有聚，何以別之？然。積者，陰氣也；聚者，陽氣也。故陰沉而伏，陽浮而動。氣之所積，名曰積。氣之所聚，名曰聚。故積者五藏所生，聚者六府所成也。積者，陰氣也。其始發有常處，其痛不離其部，上下有所終始，左右有所窮處。聚者，陽氣也。其始發無根本，上下無所留止，其痛無常處，謂之聚。故以是別知積聚也。

滑氏曰：積者，五藏所生。五藏屬陰，陰主靜，故其病沉伏而不離其處。聚者，六府所成。六府屬陽，陽主動，故其病浮動而無所留止也。楊氏曰：積，畜也。言血脉不行，畜積而成病也。周仲立曰：陰沉而伏，初亦未覺，漸以滋長，日積月累是也。聚者病之所在，與血氣偶然邂逅，故無常處[2]也。與五十二難意同。

一陽曰：與五十二難意同。

五十六難曰：五藏之積，各有名[3]乎？以何月何日得之？然。肝之積名曰肥氣，在左脅下，如覆杯，有頭足，久不愈，令人發咳逆痎瘧，連歲不已，以季夏戊己日得之。何以言之？肺病傳于肝，肝當傳脾，脾季夏適王，王者不受邪。肝復欲還肺，肺不肯受，故留結爲積，故知肥氣以[4]季夏戊己日得之。

滑氏曰：肥之言盛也。有頭足者，有大小本末也。咳逆者，足厥陰之別，

1　此：下原有一“此”字，據《難經本義》卷下刪。
2　處：原脫，據《難經本義》卷下補。
3　有名：原殘，據《難經集注》卷四補。
4　肥氣以：原殘，據《難經集注》卷四補。

貫膈上注，肺肝病，故胸中咳而逆也。二日[1]一發爲瘧癧，《內經》五藏皆有瘧，此在肝爲風瘧也。抑以瘧爲寒熱，病多屬少陽，肝與之爲表里，故云左脅肝之部也。

一陽曰：與五十三難七傳意思同，皆是賊邪來傳。至五十四難，又云藏病難治，傳其所勝。

心之積名曰伏梁，起臍上，大如臂，上至心下，久不愈，令人病煩心，以秋庚辛日得之。何以言之？腎病傳心，心當傳肺。肺以秋適王，王者不受邪。心欲復還腎，腎不肯受，故留結爲積，故知伏梁以秋庚辛日得之。

滑氏曰：伏梁，伏而不動如梁木然。

脾之積名曰痞氣，在胃脘，覆大如盤。久不愈，令人四肢不收，發黃疸，飲食不爲肌膚，以冬壬癸日得之。何以言之？肝病傳脾，脾當傳腎，腎以冬適王，王者不受邪。脾復欲還肝，肝不肯受，故留結爲積，故知痞氣以冬壬癸日得之。

滑氏曰：痞氣，痞塞而不通也。疸病發黃也。濕熱爲疸。

肺之積名曰息賁，在右脅下，覆大如杯。久不已，令人灑淅寒熱，喘咳，發肺壅，以春甲乙日得之。何以言之？心病傳肺，肺當傳肝，肝以春適王，王者不受邪，肺復欲還心，心不肯受，故留結爲積，故知息賁以春甲乙日得之。

滑氏曰：息賁，或息或賁也。右脅肺[2]之部，肺主皮毛，故灑淅寒熱。或謂藏病止而不移，今肺積，或息或賁，何也？然或息或賁，非居處無常，如府病也。特以肺主氣，故其病有時而動息爾。腎亦主氣，故賁豚亦然。

腎之積名曰賁豚，發于少腹，上至心下，若豚狀，或上或下無時。久

1　咳而逆也。二日：原殘，據《難經本義》卷下補。
2　肺：原脫，據《難經本義》卷下補。

不已，令人喘逆、骨痿、少氣，以夏丙丁日得之。何以言之？脾病傳腎，腎當傳心。心以夏適王，王者不受邪。腎復欲還脾，脾不肯受，故留結爲積，故知賁豚以夏丙丁日得之。此五積之要法也。

滑氏曰：賁豚，言若豚之賁突，不常定也。豚性躁，故以名之。今人喘逆者，足少陰之支，從肺出絡心，注胸中故也。此難但言藏病而不言府病者，紀氏謂以其發無常處也。楊氏謂六府亦相傳行，如五藏之傳也。○或問：天下之物理，有感有傳。感者，情也。傳者，氣也。有情斯有感，有氣斯有傳。今夫五藏之積，特以氣之所勝，傳所不勝云爾。至于王者不受邪，是固然也。若不勝者，反欲還所勝，所勝不納而留結爲積，則是有情而爲感矣。且五藏在人身中各爲一物，猶耳司聽，目司視，各有所職而不能思。非若人之感物，則心爲之主而乘氣機者也。然則五藏果各能有情而感乎？曰：越人之意，蓋以五行之道，推其理勢之所有者，演而成文耳。初不必論其情感，亦不必論其還不還，與其必然否也。讀者但以所勝傳不勝，及王者不受邪，遂留結爲積觀之，則不以辭害意而思過半矣。○或又問：子言情感氣傳，先儒之言則曰形交氣感，是又氣能感矣。于吾子之言何如？曰：先儒之説，雖曰氣感，由形交也。形指人身而言，所以感之主也。

五十七難曰：泄凡有幾，皆有名不？然。泄凡有五，其名不同，有胃泄，有脾泄，有大腸泄，有小腸泄，有大瘕泄，名曰後重。

滑氏曰：此五泄之目，下文詳之。

胃泄者，飲食不化，色黃。

滑氏曰：胃受病，故食不化。胃屬土，故色黃。

脾泄者，腹脹滿，泄注，食即嘔吐逆。

滑氏曰：有聲無物爲嘔，有聲有物爲吐。脾受病，故腹脹泄注，食即嘔吐而上逆也。

大腸泄者，食以窘迫，大便色白，腸鳴切痛。

滑氏曰：食方已，即窘迫欲利也。白者，金之色。謝氏曰：此腸寒之證也。

小腸泄者，溲而便膿血，少腹痛。

滑氏曰：溲，小便也。便，指大便而言。溲而便膿血，謂小便不閟，大便不里急後重也。

大瘕泄者，里急後重，數至圊而不能便，莖中痛。此五泄之要法也。

滑氏曰：瘕，結也。謂因有凝結而成者。里急，謂腹内急迫。後重，謂肛門下墜。惟其里急後重，故至圊而不能便。莖中痛者，小便亦不利也。○謝氏謂小腸大瘕二泄，今所謂痢疾也。《内經》曰：腸澼，故下利赤白者，灸小腸俞是也。穴在第十六椎下，兩旁各一寸五分，累驗。○四明陳氏曰：胃泄，卽飧泄也。脾泄，卽濡泄也。大腸泄，卽洞泄也。小腸泄，謂凡泄則小便先下而便血，卽血泄也。大瘕泄，卽腸癖也。

五十八難曰：傷寒有幾？其脉有變否？然。傷寒有五，有中風，有傷寒，有濕溫，有熱病，有溫病，其所苦各不同。

滑氏曰：變，當作辨，謂分別其脉也。○紀氏曰：汗出惡風者，謂之傷風。無汗惡寒者，謂之傷寒。一身盡疼不可轉側者，謂之濕溫。冬傷于寒，至夏而發者，謂之熱病。非其時而有其氣，一歲之中病多相似者，謂之溫病。

中風之脉，陽浮而滑，陰濡而弱。濕溫之脉，陽浮而弱，陰小而急。傷寒之脉，陰陽俱盛而緊澀。熱病之脉，陰陽俱浮，浮之而滑，沉之散[1]澀。溫病之脉，行在諸經，不知何經之動也，各隨其經所在而取之。

滑氏曰：上文言傷寒之目，此言其脉之辨也。陰陽字皆指尺寸而言。楊氏曰：溫病乃是疫癘之氣，非冬感于寒，至春變爲溫病者，散行諸經，故不可預知。臨病人而診之，知在何經之動，乃隨而治之。○謝氏曰：仲景傷寒例云：冬時嚴寒，萬類收藏，君子周密，則不傷于寒，觸冒者乃名傷寒耳。其傷于四時之氣，皆能爲病。以傷寒爲毒者，以其最成殺厲之氣也。中而卽病者，名曰傷寒；不卽病者，寒毒藏于肌膚，至春變爲溫病，至夏變爲暑病。暑病者，

---

[1] 散：原作"而"，《難經集注》卷四、《難經本義》卷下均作"散"，據改。

熱極而重于溫也。又曰：陽脉浮滑，陰脉濡弱，更遇于風，變爲風溫。今按仲景例，風溫與《難經》中風脉同，而無濕溫之説。又曰：《難經》言溫病，卽仲景傷寒例中所言溫瘧、風溫、溫毒、溫疫四病也。越人言其概而未詳，仲景則發其秘而條其脉，可謂詳矣。龐安常《傷寒總論》云：《難經》載五種傷寒，言溫病之脉，行在諸經，不知何經之動，隨其經所在而取之。據《難經》溫病，又是四種傷寒，感異氣而變成者也。所以王叔和云：陽脉浮滑，陰脉濡弱，更遇于風，變成風溫。陽脉洪數，陰脉實大，更遇溫熱，變爲溫毒。溫毒爲病最重也。陽脉濡弱，陰脉弦緊，更遇濕氣，變爲濕溫。脉陰陽俱盛，重感于寒，變爲溫瘧，斯乃同病異名，同脉異經者也。所謂隨其經所在而取之者，此也。龐氏此説，雖不與《難經》同，然亦自一義例。但傷寒例言溫疫而無濕溫，叔和言濕溫而無溫疫，此亦異耳。

傷寒有汗出而愈，下之而死者；有汗出而死，下之而愈者，何也？然。陽虛陰盛，汗出而愈，下之卽死。陽盛陰虛，汗出而死，下之而愈。

滑氏曰：受病爲虛，不受病者爲盛。唯其虛也，是以邪湊之。唯其盛也，是以邪不入，卽《外臺》所謂表病里和，里病表和之謂，指傷寒傳變者而言之也。表病里和，汗之可也，而反下之，表邪不除，里氣復奪矣；里病表和，下之可也，而反汗之，里邪不退，表氣復奪矣，故云死。所以然者，汗能亡陽，下能損陰也。此陰陽字，指表里言之。《經》曰："誅伐無過，命曰大惑。"此之謂歟！

寒熱之病，候之如何也？然。皮寒熱者，皮不可近席，毛髮焦，鼻槁不得汗。肌寒熱者，皮膚痛，唇舌槁，無汗。骨寒熱者，病無所安，汗注不休，齒本槁痛。

滑氏曰：《靈樞》二十一篇曰：皮寒熱者，不可附席，毛髮焦，鼻槁腊，不得汗，取三陽之絡，以補手太陰。肌寒熱者，肌痛，毛髮焦而唇槁腊，不得汗，取三陽于下，以去其血者，補足太陰以出其汗。骨寒熱者，病無所安，謂一身百脉無有是處也。汗注不休。齒未槁，取其少陰股之絡。齒已槁，死不治。愚按：此蓋內傷之病，因以類附之。東垣《內外傷辨》，其兆于此乎！

一陽曰：此段要分表、中、里。切脉之法，要在浮、中、沉上用心。又兼應皮寒熱者在表，肌寒熱者在中，骨寒熱者在里也，三檔外候自明。中風中字，作傷字看，用心融會，治法大備。

五十九難曰：狂癲之病，何以別之？然。狂疾之始發，少臥而不饑，自高賢也，自辨智也，自倨貴也；妄笑，好歌樂，妄行不休是也。癲疾始發，意不樂，僵僕直視，其脉三部陰陽俱盛是也。

滑氏曰：狂疾發于陽，故其狀皆自有餘而主動。癲疾發于陰，故其狀皆自不足而主靜。其脉三部陰陽俱盛者，謂發于陽，爲狂，則陽脉俱盛；發于陰，爲癲，則陰脉俱盛也。按：二十難中，"重陽者狂，重陰者癲，脫陽者見[1]鬼，脫陰者目盲"四句當屬之此下。重，讀如再重之重。去聲。重陽重陰，于以再明上文陰陽俱盛之意。又推其極至，脫陽脫陰，則不止于重陽重陰矣。蓋陰盛而極，陽之脫也，鬼爲幽陰之物，故見之。陽盛而極，陰之脫也。一水不能勝五火，故目盲。四明陳氏曰：氣并于陽則爲重陽，血并于陰則爲重陰。脫陽見鬼，氣不守也。脫陰目盲，血不榮也。狂癲之病，《靈樞》二十二篇，其論詳矣。越人特舉其概，正龐氏所謂引而不發，使後人自求之歟。

一陽曰：狂癲就是陰陽。狂疾如上所言，得之大恐。善笑而不發于外者，得之大喜。癲疾有筋癲、脉癲、骨癲。疾發如狂者，死不治。

六十難曰：頭、心之病，有厥痛，有真痛，何謂也？然。手三陽之脉受風寒，伏留而不去者，則名厥頭痛。

滑氏曰：詳見《靈樞》二十四篇。厥，逆也。

一陽曰：《靈樞・厥病》二十四篇，刺法甚詳。行鍼者，不可不熟味。

入連在腦者，名真頭痛。

滑氏曰：真頭痛，其痛甚，腦盡痛，手足青至節，死不治。蓋腦爲髓海，真氣之所聚，卒不受邪，受邪則死。

1　見：原誤作"況"，據《難經本義》卷下改。

其五藏氣相干，名厥心痛。

滑氏曰：《靈樞》載厥心痛凡五：胃心痛，腎心痛，脾心痛，肝心痛，肺心痛，皆五藏邪相干也。

一陽曰：此"心"字訓作"中"字，謂逆中作痛也。與下文"心"字不同。《靈樞》載厥心痛凡五：胃、腎、脾、肝、肺，不及心，故知"心"字作"中"字也。

其痛甚，但在心。手足青者，卽名真心痛。其真心痛者，旦發夕死，夕發旦死。

滑氏曰：《靈樞》云：真心痛，手足青至節。心痛甚，爲真心痛。又七十一篇曰：少陰者，心脉也。心者，五藏六府之大主也。心爲帝王，精神之所舍。其藏堅固，邪不能客，客之則傷心，心傷則神去，神去則死矣。其真心痛者，真字下當欠一"頭"字，蓋闕文也。手足青之青，當作清冷也。

一陽曰：此"心"字才是手少陰心之心。越人以深淺而言生死也。

六十一難曰：《經》言望而知之謂之神，聞而知之謂之聖，問而知之謂之工，切脉而知之謂之巧。何謂也？然。望而知之者，望見其五色，以知其病。

滑氏曰：《素問·五藏生成篇》曰：色見青如草滋者死，黃如枳實者死，黑如炱者死，赤如衃血者死，白如枯骨者死。此五色之見死者也。青如翠羽者生，赤如雞冠者生，黃如蟹腹者生，白如豕膏者生，黑如烏羽者生。此五色之見，生也。生于心，欲如以縞裹朱。生于肺，欲如縞裹紅。生于肝，欲如以縞裹紺。生于脾，欲如以縞裹[1]栝蔞實。生于腎，欲如以縞裹紫。此五藏生色之外榮也。《靈樞》四十九篇曰：青黑爲痛，黃赤爲熱，白爲寒。又曰：赤色出于兩顴，大如拇指者，病雖小愈，必卒死。黑色出于庭，庭者顏也。大如拇指，必不病而卒。又七十四篇曰：診血脉者，多赤、多熱、多青、多痛、多黑，爲久痹；多黑、多赤、多青皆見者，爲寒熱。身痛面色微黃，齒垢黃，爪甲上黃，黃疸也。又如驗産婦面赤舌青，母活子死；面青舌青沫出，母死子活。唇口俱青，

1　裹：原脱，據《素問·五藏生成篇》補，與上下文句式合。

子母俱死之類也。袁氏曰：五藏之色見于面者，各有部分，以應相生相剋之候，察之以知其病也。

聞而知之者，聞其五音，以別其病。

滑氏曰：四明陳氏云：五藏有聲，而聲有音。

肝聲呼，音應角，調而直，音聲相應則無病，角亂則病在肝。心聲笑，音應徵，和而長，音聲相應則無病，徵亂則病在心。脾聲歌，音應宮，大而和，音聲相應則無病，宮亂則病在脾。肺聲哭，音應商，輕而勁，音聲相應則無病，商亂則病在肺。腎聲呻，音應羽，沉而深，音聲相應則無病，羽亂則病在腎。袁氏曰：聞五藏五聲，以應五音之清濁，或互相勝負，或其音嘶嗄之類，別其病也。○此一節當于《素問》陰陽應象論、金匱真言諸篇，言五藏聲音，及三十四難云云求之，則聞其聲，足以別其病也。

問而知之者，問其所欲五味，以知其病所起所在也。

滑氏曰：《靈樞》六十三篇曰：五味入口，各有所走，各有所病。酸走筋，多食之，令人癃。鹹走血，多食之，令人渴。辛走氣，多食之，令人洞心。辛與氣俱行，故辛入心而與汗俱出。苦走骨，多食之，令人變嘔。甘走肉，多食之，令人悗心。悗，音悶。推此則知，問其所欲五味，以知其病之所起所在也。袁氏曰：問其所欲五味中偏嗜、偏多食之物，則知藏氣有偏勝偏絕之候也。

切脉而知之者，診其寸口，視其虛實，以知其病，病在何藏府也。

滑氏曰：診寸口，即第一難之義。視虛實，見六難并四十八難。王氏《脉法贊》曰："脉有三部，尺寸及關。榮衛流行，不失衡銓。腎沉心洪，肺浮肝弦。此自常經，不失銖分。出入升降，漏刻周旋。水下二刻，脉一周身，旋復[1]寸口，虛實見焉。"此之謂也。

一陽曰：此"視"字，望、聞、問皆統括，運用全在熟思斟酌輕重權衡上着力，寸口應一難而總六十難，始終調理也。

---

1 復：原作"覆"，據《注解傷寒論·平脉法》改。

《經》言：以外知之曰聖，以内知之曰神，此之謂也。

滑氏曰：以外知之，望聞；以内知之，問切也。神，微妙；聖，通明也。又總結之[1]，言聖神則功巧在内矣。

六十二難曰：藏井滎有五，府獨有六者，何謂也？然。府者[2]，陽也。三焦行于諸陽，故置一俞，名曰原。府有六者，亦與三焦共一氣也。

滑氏曰：藏之井滎有五，謂井、滎、俞、經、合也。府之井滎有六，以三焦行于諸陽，故又置一俞，而名曰原。所以府有六者，與三焦共一氣也。虞氏曰：此篇疑有缺誤，當與六十六難參考。

一陽曰：六十二難至八十一難言臟腑滎俞，用鍼補瀉之法。此全體之用，有不可無者。此記者以數相從，始終之意備矣。此以前方脉，以後鍼刺。陰中隱陽，臟井滎只用五。陽中隱陰，府井滎故有六。陰陽互潛。

六十三難曰：《十變》言五藏、六府、滎合，皆以[3]井爲始者，何也？然。井者，東方春也，萬物之始生，諸蚑行喘息，蜎飛蠕動，當生之物，莫不以春生，故歲數始于春，日數始終于甲，故以井爲始也。

滑氏曰：十二經所出之穴，皆謂之井，而以爲滎俞之始者，以井主東方木。木者，春也，萬物發生之始。諸蚑者行，喘者息。息謂噓吸氣也。公孫洪傳作蚑行喙息，義尤明白[4]。蜎者飛，蠕者動，皆蟲豸之屬。凡當生之物，皆以春而生，是以歲之數則始于春，日之數則始于甲，人之滎合則始于井也。馮氏曰：井，谷井之井，泉源之所出也。四明陳氏曰：經穴之氣所生則自井始，而溜滎注俞，過經入合，故以萬物及歲數、日數之始爲譬也。

六十四難曰：《十變》又言，陰井木，陽井金；陰滎火，陽滎水；陰俞土，陽俞木；陰經金，陽經火；陰合水，陽合土。 有圖。

滑氏曰：十二經起于井穴，陰井爲木，故陰井木生陰滎火，陰滎火生陰俞

1　之：原脱，據《難經本義》卷下補。
2　府者：此下原有"三"字，不通，據《難經集注》卷四删。
3　以：原誤作"有"，據《難經集注》卷四改。
4　白：原誤作"曰"，據《難經本義》卷下改。

土，陰俞土生陰經金，陰經金生陰合水。陽井爲金，故陽井金生陽滎水，陽滎水生陽俞木，陽俞木生陽經火，陽經火生陽合土。

一陽曰：鍼合造化之妙神，五行相生之理。

陰陽皆不同，其意何也？然。是剛柔之事也。陰井乙木，陽井庚金。陽井庚，庚者乙之剛也。陰井乙，乙者庚之柔也。乙爲木，故言陰井木也。庚爲金，故言陽井金也。餘皆仿此。

滑氏曰：剛柔者，卽乙庚之相配也。十干所以自乙庚而言者，蓋諸藏府穴，皆始于井。而陰脉之井，始于乙木。陽脉之井，始于庚金。故自乙庚而言剛柔之配，而其餘五行之配，皆仿此也。丁氏曰：剛柔者，謂陰井木，陽井金，庚金爲剛，乙木爲柔。陰滎火，陽滎水，壬水爲剛，丁火爲柔。陰俞土，陽俞木，甲木爲剛，己土爲柔。陰經金，陽經火，丙火爲剛，辛金爲柔。陰合水，陽合土，戊土爲剛，癸水爲柔。蓋五行之道相生者，母子之義；相剋相制者，夫婦之類。故夫道皆剛，婦道皆柔，自然之理也。《易》曰：分陰分陽，迭用柔剛，其是之謂歟。

六十五難曰：《經》言所出爲井，所入爲合，其法奈何？然。所出爲井，井者東方春也，萬物之始生，故言所出爲井也。所入爲合，合者北方冬也，陽氣入藏，故言所入爲合也。

滑氏曰：此以經穴流注之始終言也。

六十六難曰：《經》言肺之原出于太淵，心之原出于大陵，肝之原出于太衝，脾之原出于太白，腎之原出于太溪，少陰之原出于兌骨，神門穴也。**膽之原出于丘墟，胃之原出于衝陽，三焦之原出于陽池，膀胱之原出于京骨，大腸之原出于合谷，小腸之原出于腕骨。**

滑氏曰：肺之原太淵，至腎之原太溪，見《靈樞》第一篇。其第二篇曰：肺之俞太淵，心之俞大陵，肝之俞太衝，脾之俞太白，腎之俞太溪。膀胱之俞束骨，過于京骨爲原。膽之俞臨泣，過于丘墟爲原。胃之俞陷穀，過于衝陽爲原。三焦之俞中渚，過于陽池爲原。小腸之俞後溪，過于腕骨爲原。大腸之俞三間，過于合谷爲原。蓋五藏陰經，止以俞爲原。六府陽經，既有俞，仍別有原。或曰：《靈樞》以大陵爲心之原，《難經》亦然，而又別以兑骨爲少陰之原。諸家鍼灸書，并以大陵爲手厥陰心主之俞，以神門在掌後兑骨之端者，爲心經所注之俞，似此不同者，何也？按：《靈樞》七十一篇曰：少陰無輸，心不病乎？岐伯曰：其外經病而藏不病，故獨取其經于掌後兑骨之端也。其餘脉出入屈折，其行之疾徐，皆如手少陰心主之脉行也。又第二篇曰：心出于中衝，溜于勞宫，注于大陵，行于間使，入于曲澤，手少陰也。按：中衝以下，并手心主經俞，《靈樞》直指爲手少陰，而手少陰經俞不別載也。又《素問·繆刺篇》曰：刺手心主少陰兑骨之端，各一痏[1]，立已。又《氣穴篇》曰：藏俞五十穴。王氏注：五藏俞惟有心包經井俞之穴，而亦無心經井俞穴。又七十九難曰：假令心病，寫手心主俞，補手心主井。詳此前後各經文義，則知手少陰與心主同治也。

　　一陽曰：十二經之原，《鍼經》云：甲出丘墟乙太衝，丙居腕骨是原中。丁出神門原内過，戊胃衝陽氣可通。己出太白庚合骨，辛原本出太淵同。壬歸京骨陽池内，癸出太溪大陵中。

　　十二經皆以[2]俞爲原者，何也？然。五藏俞者，三焦之所行，氣之所留止也。三焦所行之俞爲原者，何也？然。臍下腎間動氣者，人之生命也，十二經之根本也，故名曰原。三焦者，原氣之别使也。主通行三氣，經歷于五藏六府。原者，三焦之尊號也，故所止輒爲原。五藏六府之有病者，皆取其原也。

　　滑氏曰：十二經皆以俞爲原者，以十二經之俞，皆係三焦所行氣、所留止之處也。三焦所行之俞爲原者，以臍下腎間動氣，乃人之生命，十二經之根本。三焦則爲原氣之别使，主通行上中下之三氣，經歷于五藏六府也。通行三氣，卽紀氏所謂“下焦稟真元之氣”，卽原氣也。上達至于中焦，中焦受水穀精悍之氣，化爲榮衛。榮衛之氣與真元之氣通行，達于上焦也。所以原爲三焦之尊號，而所止輒爲原，猶警蹕所至稱行在所也。五藏六府之有病者，皆于是而取之，宜哉！

1　痏：原字漫漶，據《難經本義》卷下補正。
2　以：原誤作“有”，據《難經集注》卷五改。

六十七難曰：五藏募皆在陰而俞在陽者，何謂也？然。陰病行陽，陽病行陰，故令募在陰，俞在陽。

滑氏曰：募與俞，五藏空穴之總名也。在腹爲陰，則謂之募。在背爲陽，則謂之俞。募，猶募結之募，言經氣之聚于此也。俞，《史・扁鵲傳》作輸，猶委輸之輸，言經氣由此而輸于彼也。五藏募在腹。肺之募中府，二穴，在胸部，云門下一寸，乳上三肋間，動脉陷中。心之募巨闕，一穴，在鳩尾下[1]一寸。脾之募章門，二穴，在季脅下直臍。肝之募期門，二穴，在不容兩旁各一寸五分。腎之募京門，二穴，在腰中季脅本。五藏俞在背，行足太陽之經。肺俞在第三椎下，心俞在五椎下，肝俞在九椎下，脾俞在十一椎下，腎俞在十四椎下，皆俠脊兩旁各一寸五分。陰病行陽，陽病行陰者，陰陽經絡氣相交貫，藏府腹背，氣相通應，所以陰病有時而行陽，陽病有時而行陰也。《鍼法》曰：從陽引陰，從陰引陽。

一陽曰：予作捷法："中巨章期京，三五九一四。春夏致一陰，秋冬致一陽。"正此意也。

六十八難曰：五藏六府皆有井、滎、俞、經、合，皆何所主？然。《經》言所出爲井，所流爲滎，所注爲俞，所行爲經，所入爲合。井主心下滿，滎主身熱，俞主體重節痛，經主喘咳寒熱，合主逆氣而泄，此五藏六府井、滎、俞、經、合所主病也。

滑氏曰：主，主治也。井，谷井之井，水源之所出也。滎，絶小水也。井之源本微，故所流尚小而爲滎。俞，輸也，注也。自滎而注，乃爲俞也。由俞而經過于此，乃謂之經。由經而入于所合，謂之合。合者，會也。《靈樞》第一篇曰：五藏五俞，五五二十五俞。六府六俞，六六三十六俞。此俞字，空穴之總名，凡諸空穴，皆可以言俞。經脉十二，絡[2]脉十五。凡二十七氣所行，皆井、滎、俞、經、合之所係，而所主病各不同。井主心下滿，肝木病也。足厥陰之支，從肝別貫膈，上注肺，故井主心下滿。滎主身熱，心火病也。俞主體重節痛，脾[3]土病也。經主喘咳寒熱，肺金病也。合主逆氣而泄，腎水病也。謝氏曰：

1　下：原脱。據《難經本義》卷下補。

2　絡：原誤作"給"，據《難經本義》卷下改。

3　脾：其下衍"主"字，據《難經本義》卷下刪。

此舉五藏之病各一端爲例,餘病可以類推而互取也。不言六府者,舉藏足以該之。

一陽曰：此注用心融會,類推大資益施治。

六十九難曰：《經》言虛者補之,實者瀉之,不虛不實,以經取之,何謂也？然。虛者補其母,實者瀉其子,當先補之,然後瀉之。不虛不實,以經取之者,是正經自生病,不中他邪也。當自取其經,故言以經取之。

滑氏曰：《靈樞》第十篇載,十二經皆有盛則瀉之,虛則補之,不盛不虛,以經取之。虛者補其母,實者瀉其子,子能令母實,母能令子虛也。假令肝病虛,即補厥陰之合,曲泉是也,實則瀉厥陰之滎,行間是也。先補後瀉,即後篇陽氣不足,陰氣有餘,當先補其陽而後瀉其陰之意。然于此意不屬,非闕誤,即衍[1]文也。不實不虛,以經取之者,即四十九難憂愁思慮則傷心,形寒飲冷則傷肺云云者,蓋正經之自病者也。楊氏曰：不實不虛,是諸藏不相乘也,故云自取其經。

七十難曰：春夏刺淺,秋冬刺深者,何謂也？然。春夏者,陽氣在上,人氣亦在上,故當淺取之。秋冬者,陽氣在下,人氣亦在下,故當深取之。

滑氏曰：春夏之時,陽氣浮而上,人之氣亦然,故刺之當淺,欲其無大過也。秋冬之時,陽氣沉而下,人氣亦然,故刺之當深,欲其無不及也。《經》曰"必先歲氣,無伐天和",此之謂也。四明陳氏曰：春氣在毛,夏氣在皮,秋氣在分肉,冬氣在骨髓,是淺深之應也。

一陽曰：此説與下文"致一陰""致一陽"似悖,然此是順時應用的粗法,其下文云云之妙,又不可言傳也。

春夏各致一陰,秋冬各致一陽者,何謂也？然。春夏溫,必致一陰者,初下鍼,沉之至腎肝之部,得氣引持之陰也。秋冬寒,必致一陽者,

---

1　衍：原誤作"羨",據《難經本義》卷下改。

初內鍼，淺而浮之至心肺之部，得氣推內之陽也。是謂春夏必致一陰，秋冬必致一陽。

滑氏曰：致，取也。春夏氣溫，必致一陰者，春夏養陽之義也。初下鍼，卽沉之至腎肝之部，俟其得氣，乃引鍼而提之，以至于心肺之分，所謂"致一陰"也。秋冬氣寒，必致一陽者，秋冬養陰之義也。初內鍼，淺而浮之，當心肺之部，俟其得氣，推鍼而內之，以達于腎肝之分，所謂"致一陽"也。○此篇致陰、致陽之説，越人特推其理，有如是者爾。凡用鍼補瀉，自有所宜，初不必以是相拘也。

一陽曰：根本之玄，春夏刺淺，而何反沉之至腎肝之部？秋冬刺深，而何反浮之至心肺之部？此是從陰行陽，從陽行陰，越人心法也。陽從下起，春夏雖淺，先沉而引之。陰從上降，秋冬雖刺深，先浮而內之。可見陰陽互爲其根，用鍼之玄玄也。

七十一難曰：《經》言刺榮無傷衛，刺衛無傷榮，何謂也？然。鍼陽者，臥鍼而刺之。刺陰者，先以左手攝按所鍼榮俞之處，氣散乃內鍼。是謂刺榮無傷衛，刺衛無傷榮也。

滑氏曰：榮爲陰，衛爲陽。榮行脉中，衛行脉外，各有所淺深也。用鍼之道亦然。鍼陽必臥鍼而刺之者，以陽氣輕浮，過之恐傷于榮也。刺陰者，先以左手按所刺之穴良久，令氣散乃內鍼，不然則傷衛氣也。"無"，毋通，禁之辭。

七十二難曰：《經》言能知迎隨之氣，可令調之，調氣之方，必在陰陽，何謂也？然。所謂迎隨者，知榮衛之流行，經脉之往來也。隨其逆順而取之，故曰迎隨。

滑氏曰：迎隨之法，補瀉之道也。迎者，迎而奪之。隨者，隨而濟之。然必知榮衛之流行，經脉之往來。榮衛流行，經脉往來，其義一也。知之而後可以視夫病之逆順，隨其所當而爲補瀉也。○四明陳氏曰：迎者，迎其氣之方來而未盛也。以瀉之，隨者，隨其氣之方往而未虛也，以補之。愚按迎隨有二：有虛實迎隨，有子母迎隨。陳氏之説，虛實迎隨也。若七十九難所載，子母迎隨也。

一陽曰：知手足陰陽經所走起止，自好行迎隨治法。

調氣之方，**必在陰陽者，知其內外表里，隨其陰陽而調之，故曰調氣之方，必在陰陽。**

滑氏曰：在，察也。內爲陰，外爲陽。表爲陽，里爲陰。察其病之在陰在陽而調之也。楊氏曰：調氣之方，必在陰陽者，陰虛陽實，則補陰瀉陽；陽虛陰實，則補陽瀉陰。或陽并于陰，陰并于陽，或陰陽俱虛俱實，皆隨其所見而調之。謝氏曰：男外女內，表陽里陰，調陰陽之氣者，如從陽引陰，從陰引陽，陽病治陰，陰病治陽之類。

七十三難曰：諸井者，肌肉淺薄，氣少不足使也。刺之奈何？然。諸井者，木也。滎者，火也。火者，木之子。當刺井者，以滎瀉之，故《經》言補者不可以爲寫，寫者不可以爲補，此之謂也。

滑氏曰：諸經之井，皆在手足指梢，肌肉淺薄之處，氣少，不足使爲補寫也。故設當刺井者，只寫其滎，以井爲木，滎爲火，火者木之子也。詳越人此説，專爲瀉井者言也。若當補井，則必補其合，故引《經》言，補者不可以爲瀉，瀉者不可以爲補，各有攸當也。補瀉反則病益篤，而有實實虛虛之患，可不謹歟？

七十四難曰：《經》言春刺井，夏刺滎，季夏刺俞，秋刺經，冬刺合者，何謂也？然。春刺井者，邪在肝。夏刺滎者，邪在心。季夏刺俞者，邪在脾。秋刺經者，邪在肺。冬刺合者，邪在腎。

滑氏曰：滎俞之繫四時者，以其邪各有所在也。

其肝心脾肺腎而繫于春夏秋冬者，何也？然。五藏一病，輒有五也。假令肝病，色青者肝也，臊臭者肝也，喜酸者肝也，喜呼者肝也，喜泣者肝也。其病衆多，不可盡言也。四時有數，而并繫于春夏秋冬者也。鍼之要妙，在于秋毫者也。

滑氏曰：五藏一病不止于五，其病尤衆多也。雖其衆多，而四時有數，故并急于春夏秋冬，及井、滎、輸、經、合之屬也。用鍼者，必精察之。○詳此篇文義，似有缺誤，今且依解之，以俟知者。

一陽曰：如"十變"獨舉心臟，此只舉肝，心脾肺腎例類而推。

七十五難曰：《經》言東方實，西方虛，瀉南方，補北方，何謂也？然。金、木、水、火、土，當更相平。東方，木也。西方，金也。木欲實，金當平之。火欲實，水當平之。土欲實，木當平之。金欲實，火當平之。水欲實，土當平之。東方肝也，則知肝實。西方肺也，則知肺虛。瀉南方火，補北方水。南方火，火者木之子也。北方水，水者木之母也。水勝火，子能令母實，母能令子虛，故瀉火補水，欲令金不得平木也。《經》曰：不能治其虛，何問其餘？此之謂也。有圖。

滑氏曰："金不得平木"，"不"字疑衍。○東方實，西方虛，瀉南方，補北方者，木、金、火、水欲更相平也。木、火、土、金、水之欲實，五行之貪勝而務權也。金、水、木、火、土之相平，以五行所勝而制其貪也。《經》曰：一藏不平，所勝平之。東方肝也，西方肺也。東方實，則知西方虛矣。若西方不虛，則東方安得而過于實邪？或瀉或補，要亦抑其甚而濟其不足，損過就中之道也。水能勝火，子能令母實，母能令子虛。瀉南方火者，奪子之氣，使食母之有餘。補北方水者，益子之氣，使不食于母也。如此則過者退，而抑者進，金得平其木，而東西二方無復偏勝偏虧之患矣。越人之意，大抵謂東方過于實而西方之氣不足，故瀉火以抑其木，補水以濟其金，是乃使金得與木相停，故曰欲令金得平木也。若曰"欲令金不得平木"，則前後文義窒礙，竟説不通。使肝木不過，肺不虛，復瀉火補水，不幾于實實虛虛耶？八十一難文義正與此互相發明。

九峰蔡氏謂，水、火、金、木、土、穀，惟修取相勝，以泄其過，其意亦同，故結句云："不能治其虛，何問其餘？"蓋爲知常而不知變者之戒也。此篇大意在肝實肺虛、瀉火補水上。

或問：子能令母實，母能令子虛，當瀉火補土爲是。蓋子有餘則不食母之氣，母不足則不能蔭其子。瀉南方火，乃奪子之氣，使食母之有餘，補中央土則益母之氣，使得以蔭其子也。今乃瀉火補水，何歟？曰：此越人之妙，一舉而兩得之者也。且瀉火，一則以奪木之氣，一則以去金之剋。補水，一則以益金之氣，一則以制火之光。若補土則一于助金而已，不可施于兩用，此所以不補土而補水也。

或又問：母能令子實，子能令母虛，五行之道也。今越人乃謂子能令母實，母能令子虛，何哉？曰：是各有其説也。母能令子實，子能令母虛者，五行之生化。子能令母實，母能令子虛者，鍼家之予奪，固不相侔也。

四明陳氏曰：仲景云："木行乘金，名曰橫。"《內經》曰："氣有餘，則制己所勝，而侮所不勝。"木實金虛，是木橫而凌金，侮所不勝也。木實本以金平之，然以其氣正強而橫，金平之則兩不相伏而戰，戰則實者亦傷，虛者亦敗。金虛本資氣于土，然其時土亦受制，未足以資之，故取水爲金之子，又爲木之母，于是瀉火補水，使水勝火，則火餒而取氣于木，木乃減而不復實。水爲木母，此母能令子虛也。木既不實，其氣乃平，平則金免木凌而不復虛。水爲金子，此子能令母實也。所謂金不得平木，不得徑以金平其木。必瀉火補水而旁治之，使木金之氣自然兩平耳。

今按陳氏此説，亦自有理。但爲"不"之一字所纏，未免牽強費辭，不若直以"不"字爲衍文爾。觀八十一篇中，當知金平木一語可見也。

一陽曰：子能令母實，如水是金之子，水剋火、制火，不能爍金，是子能令母實也。母能令子虛，母是祖母，如土剋水，是母能令子虛也。

七十六難曰：何謂補瀉？當補之時，何所取氣？當瀉之時，何所置氣？然。當補之時，從衛取氣。當瀉之時，從榮置氣。其陽氣不足，陰氣有餘，當先補其陽，而後瀉其陰，陰氣不足，陽氣有餘，當先補其陰，而後瀉其陽。榮衛通行，此其要也。

滑氏曰：《靈樞》五十二篇曰：浮氣之不循經者爲衛氣，其精氣之行于經者爲榮氣。蓋補則取浮氣之不循經者，以補虛處。瀉則從榮置其氣而不用也。置，猶棄置之置。然人之病，虛實不一，補瀉之道，亦非一也。是以陽氣不足而陰氣有餘，則先補陽而後瀉陰以和之。陰氣不足而陽氣有餘，則先補陰而後瀉陽以和之，如此則榮衛自然通矣。補瀉之法，見下篇。

七十七難曰：《經》言上工治未病，中工治已病者，何謂也？然。所謂治未病者，見肝之病，則知肝當傳之與脾，故先實其脾氣，無令得受肝之邪，故曰治未病焉。中工者見肝之病，不曉相傳，但一心治肝，故曰治已病也。

滑氏曰：見肝之病，先實其脾，使邪無所入，治未病也。是爲上工。見肝之病，一心治肝，治已病也。是爲中工。《靈樞》五十五篇曰：上工刺其未生也，其次刺其未盛者也，其次刺其已衰者也。下工刺其方襲者也，與其形之盛者也，與其病之與脉相逆者也。故曰：方其盛也，勿敢毀傷；刺其已衰，事必大昌。故曰：上工治未病，不治已病，此之謂也。

七十八難曰：鍼有補瀉，何謂也？然。補瀉之法，非必呼吸出内鍼也。知爲鍼者，信其左；不知爲鍼者，信其右。當刺之時，先以左手厭按所鍼滎俞之處，彈而努之，爪而下之，其氣之來，如動脉之狀。順鍼而刺之，得氣，因推而内之，是謂補；動而伸之，是謂瀉。不得氣，乃與男外女内；不得氣，是謂十死不治也。

滑氏曰：彈而努之，鼓勇之也。努，讀若怒。爪而下之，掐之稍重，皆欲致其氣之至也。氣至指下，如動脉之狀，乃乘其至而刺之。順，猶循也，乘也。停鍼待氣，氣至鍼動，是得氣也。因推鍼而内之，是謂補；動鍼而伸之，是謂瀉。此越人心法，非呼吸出内者也，是固然也。若停鍼候氣，久而不至，乃與男子則淺其鍼而候之衛氣之分，女子則深其鍼而候之榮氣之分。如此而又不得氣，是謂其病終不可治也。篇中前後二氣字不同，不可不辨。前言氣之來如動脉狀，未刺之前，左手所候之氣也。後言得氣不得氣，鍼下所候之氣也，此自兩節。周仲立乃云：凡候氣，左手宜略重之。候之不得，乃與男則少輕其手于衛氣之分以候之，女則重其手于榮氣之分以候之，如此則既無前後之分，又昧停鍼待氣之道，尚何所據爲補瀉耶？

一陽曰：信其左，左下有許多神會妙處。得氣不得氣，皆在鍼下説。男外是陽分，在衛上；女内是陰分，在榮上。

七十九難曰：《經》言迎而奪之，安得無虛？隨而濟之，安得無實？虛之與實，若得若失，實之與虛，若有若無，何謂也？

滑氏曰：出《靈樞》第一篇。得，求而獲也；失，縱也，遺也。其第二篇曰言實與虛、若有若無者，謂實者有氣，虛者無氣也。言虛與實、若得若失者，謂補者恍[1]然若有得也，瀉者恍然若有失也。卽第一篇之義。

1　恍：原作“似”，據《難經本義》卷下改，與下“瀉者”句相合。

然。迎而奪之者，瀉其子也。隨而濟之者，補其母也。假令心病，寫手心主俞，是謂迎而奪之者也；補手心主井，是謂隨而濟之者也。

滑氏曰：迎而奪之者，寫也，隨而濟之者，補也。假令心病，心火也。土爲火之子，手心主之俞，大陵也。實則寫之，是迎而奪之也。木者火之母，手心主之井，中衝也。虛則補之，是隨而濟之也。迎者，迎于前；隨者，隨其後。此假心爲例，而補寫則云手心主，卽《靈樞》所謂少陰無俞者也。當與六十六難并觀。

所謂實之與虛者，牢濡之意也。氣來實牢者爲得，濡虛者爲失，故曰若得若失也。

滑氏曰：氣來實牢濡虛，以隨濟迎奪而爲得失也。前云虛之與實，若得若失；實之與虛，若有若無；此言實之與虛，若得若失。蓋得失有無，義實相同，互舉之，省文爾。

八十難曰：《經》言有見如入，有見如出者，何謂也？然。所謂有見如入者，謂左手見氣來至乃內鍼，鍼入見氣盡乃出鍼。是謂有見如入，有見如出也。

滑氏曰：所謂"有見如入"，下當欠"有見如出"四字。"如"，讀若"而"。孟子書"望道而未之見"，"而"讀若"如"，蓋通用也。○有見而入、出者，謂左手按穴，待氣來至乃下鍼，鍼入候其氣應盡而出鍼也。

一陽曰：此又言左手見氣來，可見信其左。有見如入，全在信其左手指下。有見如出，是右手鍼下。此見字非眼目之見，乃心融神會，以我之神合彼之神，玄玄微微，心妙神窺。經曰：神乎神，守其門。這"門"字，神在指下鍼下說。

八十一難曰：《經》言"無實實虛虛""損不足而益有餘"，是寸口脉耶？將病自有虛實耶？其損益奈何？然。是病非謂寸口脉也，謂病自有虛實也。假令肝實而肺虛，肝者木也，肺者金也，金木當更相平，當知金平木。假令肺實而肝虛微少氣，用鍼不補其肝，而反重實其肺，故曰實實

虛虛，損不足而益有餘。此者中工之所害也。

[滑氏曰]："是病"二字，非誤卽衍。肝實肺虛，金當平木，如七十五難之説。若肺實肝虛，則當抑金而扶木也。用鍼者，乃不補其肝而反重實其肺，此所謂實其實而虛其虛，損不足而益有餘，殺人必矣。中工，中常之工，猶云粗工也。○按《難經》八十一篇，篇辭甚簡，然而榮衛度數、尺寸位置、陰陽王相、藏府內外、脉法病能、經絡流注、鍼刺穴俞，莫不該盡，而此篇尤創艾切切，蓋不獨爲用鍼者之戒。幾爲治者，皆所當戒。又絶筆之微意也。于乎越人，當先秦戰國時，與《内經》《靈樞》之出不遠，必有得以口授面命、傳聞曄曄者，故其見之明而言之詳，不但如史家所載長桑君之遇也。邵氏[1]乃謂經之當難者，未必止此八十一條。噫！猶有望于後人歟。

---

1 氏：原作"肌"，無此人名。《難經本義》之《古今醫統正脉》本作"氏"，義長，據改。

《醫學統宗·治病鍼法[1]》

海陵　一陽何東文選　授正

　　六安李氏曾祖號石磷,仕六安衛千帥公,暇精岐黃業而留心于鍼灸焉。見其經書隱秘,理法玄微,誠浩瀚難窮,不便于後學者也。乃于子午八法,取六摽由之旨,著爲詩章,以授我先大父,號四一叟。我先大父授我父,號杏莊。我父授予。語約義博,辭典理完,鍼灸中之捷徑者也。予嘗誦之,則精微奧妙,固未得其渾融,而陰陽五行之蘊、風寒暑濕之變,一按圖而可以識其概矣。予與維揚一陽何公友,何公久得鍼法之正傳,予與公朝夕相論,潛合符節,不敢自私,托一陽公鋟梓,與四方同志者共焉。俾我曾祖仁天下、康後世之心,一陽公與予之心,得以綿綿而未泯也。高明君子勿以僭逾見誚,予惟敘其源流云。

　　　　　時嘉靖己酉中秋旦六安後學李松壽苓友鶴謹著于熙春草堂
　　　　　曾祖[1]李玉,字成章。祖李春,字時盛。父李知,字哲夫。

　　一陽曰:六十二難至八十一,越人備載用鍼之法,但世人多不尋絡正經,根本上做工夫,只在毫末上説些話頭,自爲知要,妄謬尊大。有海言"我是天星十一穴,某家傳授""我是子午流注""我是捷徑八法,某家傳授"。噫! 是何言哉! 騙財事小,而陰損人壽元害大。予不得已,又續《鍼治心法》一册,内採集近理切要者成帙,以便時俗之尚,以資醫者之用。于中有心領神會、默得旨趣者,自成一家,俾《靈樞》越人之意,千萬世不泯。由粗入精,在兹有徑,亦予志道之初心也。不揣譾劣,是爲引云。

〔八穴圖訣〕

　　　　内關厥陰心包絡,交通陰維公孫合。
　　　　掌後橫紋兩筋陷,二寸仰手拳緊搭。

1　曾祖:此下一行及下"一陽曰"一段,原爲小字。據文字内容及版面,此文明顯系後補,因版面限制,故用小字。今不受版面約束,按體例仍用大字。

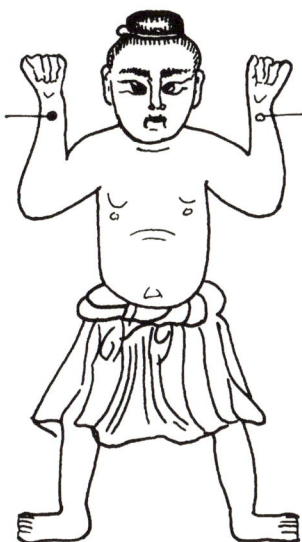

〔圖1 內關穴圖〕

注：為保存古籍原貌，穴位位置均未做改動。以下各圖均參此例。

公孫太陰足脾絡，交通衝脈內關合。

大指本節後內側，一寸坐蜷腳合腳。

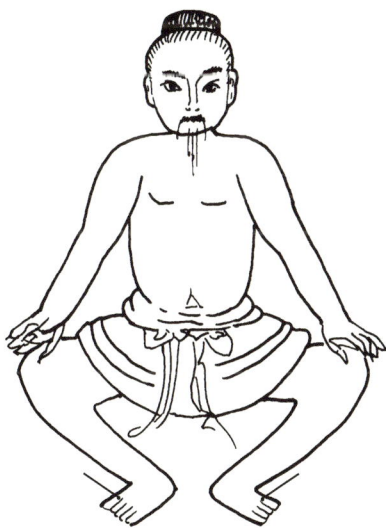

〔圖2 公孫穴圖〕

外關少陽三焦絡，交通陽維臨泣合。

腕後二寸兩筋間，隱坐舒手雙覆卓。

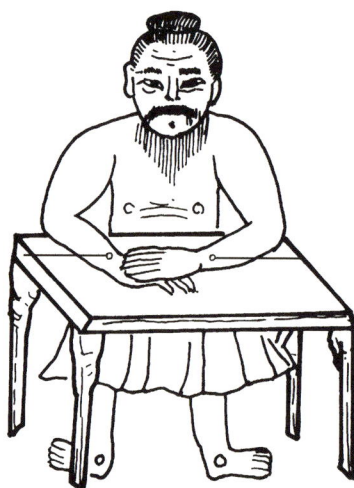

〔圖3　外關穴圖〕

臨泣少陽足膽絡，交通帶脉外關合。
小指次指本節後，寸半陷中平立腳。

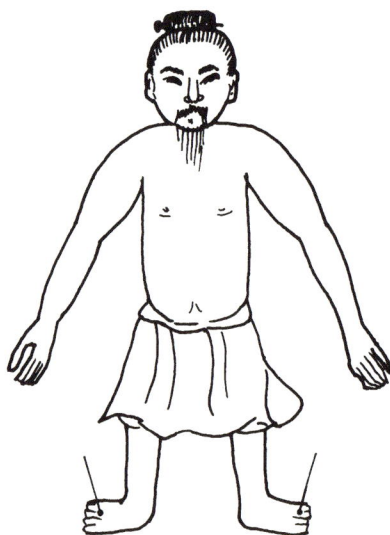

〔圖4　臨泣穴圖〕

列缺太陰手肺絡，交通任脉照海合。
腕後內側寸半間，叉手食指模拃作。

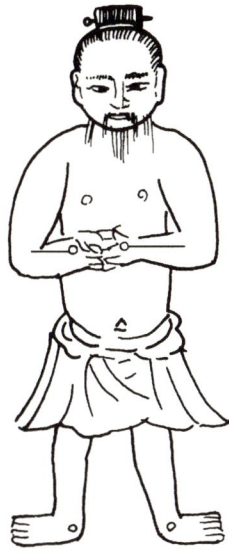

〔圖5　列缺穴圖〕

照海少陰足腎絡，交通陰蹻列缺合。

內踝下容爪甲許，赤白陷中蹻合腳。

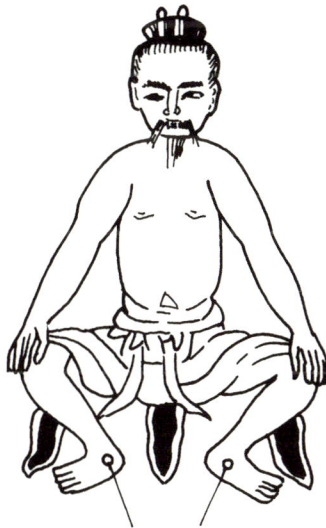

〔圖6　照海穴圖〕

後溪太陽小腸絡，交通督脉申脉合。

小指外側本節後，拳紋尖際陷中著。

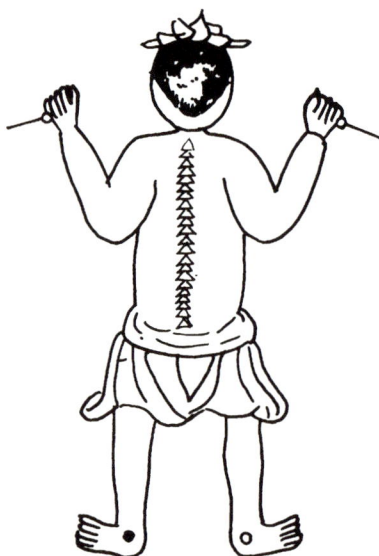

〔圖7　後溪穴圖〕

申脉太陽膀胱絡，交通陽蹻後溪合。
外踝下容爪甲餘，赤白肉際坐垂脚。

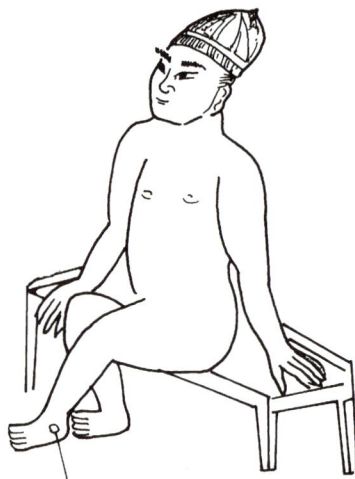

〔圖8　申脉穴圖〕

八　補　瀉

陰陽并虛實，子午子母刺。
呼吸與提按，迎隨轉鍼畢。

陰陽補瀉

臟血爲陰腑氣陽，血榮氣衛細消詳。時日逢陽知氣旺，屬陰時日血榮昌。子寅辰午申戌字，庚壬甲丙戊皆陽。丑卯巳未兼酉亥，乙丁辛己癸陰鄉。

虛實補瀉

實外入兮虛內出，望聞問切得其樞。健嚖[1] 熱痛有實力，羸嚏麻冷無力虛。真虛不足當行補，邪實方宜奪瀉餘。更究西虛東實義，瀉南補北越人殊。

子午補瀉

子後爲陽午後陰，熱因陽動冷陰生。子初至巳六陽止，午初至亥六陰沉。一陽已動方施補，陰氣纔生始瀉行。六陽發表扶陽足，六陰下里助陰平。

子母補瀉

補母瀉子何經病，金不足兮補土鄉。土虛補火木虛水，水弱裨金火木強。木實瀉火金實水，水餘瀉木土金當。火實瀉土金生子，生金爲母論陰陽。

呼吸補瀉

鼻天口地爲玄牝，吸涼呼熱泄仙機。天氣入收呼地氣，熱經補法少人知。地氣吸來天氣降，涼經瀉法不須疑。補退將捫當一吸，瀉法。瀉經搖動一呼宜。補法。

提按補瀉

提按二字莫顛行，一三慢急倒顛輪。補虛輕慢先提一，三按連施手急沉。三急連提因實瀉，一輕慢按不宜深。急提慢按涼如水，慢提急按熱通經。

迎隨補瀉

迎隨逆順要先知，逆經迎轉順經隨。急奪逆迎原是瀉，緩隨濟補順經爲。

---

1 嚖：該書自造字，字典無。此字所在句與下句爲對文，其義與“羸嚏”相反，則當爲健旺的聲氣。

手上三陰胸走手，三陽從手走頭眉。足上三陽頭走足，三陰自足走胸回。

轉鍼補瀉

左外右内指頭移，緊慢上下急留施。左順慢轉留鍼補，右逆緊移疾出之。左内右外上行氣，右内左外下行奇。至緊太過人受痛，極輕不及病難離。

龍 虎 升 騰

氣龍血虎要升騰，指頭規矩後前分。前行一轉通勿斷，後方斷退是催行。

蒼 龍 擺 尾

蒼龍擺尾法幽然，過關走節妙通玄。輕伏鍼頭須左右，盤法。先行此勢氣周全。

赤 鳳 搖 頭

赤鳳搖頭若櫓浮，下行閉上上下求。各經逆順須明記，後催血氣遍身周。

龍 虎 交 戰

真氣爲陽故號龍，陰血號虎兩和通。氣淺血深分逆順，先九後六一般同。

燒 山 火

燒山火法譬如珍，順陽九撚莫加增。地部分中三出入，出輕入重熱如蒸。

透 天 涼

透天涼法善驅陽，逆陰六撚後神當。人地部中三出入，入輕出重若冰涼。

子 午 搗 臼

子午搗臼得傳稀，子後慢出入沉施。午後急出當輕入，九出六入有參差。
嘉靖二十八年八月十五日夜月下指授心法
先三出一入，天地。貳二出一入，天地。共五出二入。

天地人留豆許

一出一入。　一出一入。　一出一入。　一出一入。
補法：隨迎徐疾輕重留深，隨迎慢急淺留。
循捫攝按撣努爪切，進伸撣撚。
龍虎升騰，蒼龍擺尾，赤鳳搖頭，一提三按，燒山火，子午搗臼，龍虎交
戰，撚搓出搓入。

退留豆許順臥鍼出捫

瀉法：迎隨疾徐重輕淺疾，迎隨急慢深疾。
循捫按攝撣努切爪，進伸撚撣。
龍虎升騰，蒼龍擺尾，赤鳳搖頭，三提一按，透天涼，子午搗臼，龍虎交
戰，撚搓出搓入。

退留豆許迎臥鍼搖出

左手右足三陽，右手左足三陰。食指向前隨順，大指向前逆迎。
右手左足三陽，左手右足三陰。大指向前隨順，食指向前逆迎。

子午流注六十六穴

寅手太陰辛肺傳，少商井木大指端。內側相去爪甲許，一韭葉後穴初旋。
魚際滎火手大指，本節陷後內側里。散脉中穴接太淵，俞土掌後陷中底。經

渠經金寸脉中，尺澤合水約文止。

　　卯手陽明大腸庚，金井商陽食指分。內側去爪角如韭，二間本節前水滎。三間俞木本節後，歧骨罅原合谷名，陽溪經火腕[1]之中，側上兩筋間陷存。曲池合土在肘外，輔骨回肘拱胸平。

　　辰足陽明戊干胃，大指次指端後背。去爪甲如韭葉許，土府金井是厲兌。內庭滎水次指外，陷骨俞木俱陷內。大指次指本節後，相去二寸內庭銳。衝陽原附輔骨上，五寸骨間動脉會。陷骨三寸後點穴，衝脉寸半經火配。解溪腕上陷中間，三里合土膝下位。犢鼻去下三寸間，掀外大筋宛宛內。

　　巳足太陰己土脾，足大指內側端微。去爪甲角如韭葉，隱白井水始相隨。大都滎火本節後，太白俞土核骨垂。商丘經金踝微前，合水伸足陰陵泉。膝下內側輔骨下，以上四穴陷中邊。

　　午手少陰心丁火，井出爲初木少衝。小指內廉側後去，爪甲角如韭葉終。少府滎火手小指，本節陷後直勞宮。神門俞土在掌後，兌骨端上陷之中。靈道經金亦掌後，相去橫紋寸半逢。少海肘內廉合水，肘內大骨外傍肌。去肘端後五分許，取法屈指向頭知。

　　未手太陽小腸內，少澤井金小指端，去爪甲下一分陷，前谷滎水外側邊。本節前陷連俞木，後溪節後陷中間。腕骨爲原手外側，腕前起骨下陷看。陽谷經火手外側，兌骨向下陷中安。小海合土在肘內，大骨之外細捫循。相去肘端五分陷，向頭屈手取方真。

　　申足太陽膀胱壬，金井初開號至陰。小指外側去爪甲，角後猶如韭葉形。通谷[2]滎水足小指，外側本[3]節前陷里，束骨俞木小指外，側邊本節後陷彼，京骨過原足外側，赤白肉際大骨底。昆侖經火外踝後，腳跟骨上陷縫里。委中合土膕中央，約文動脉來應指。

　　酉足少陰癸水腎，涌泉井木足中心。陷宛屈足卷指取，然谷滎水內踝鄰，前起大骨下陷內，太溪俞土踝下真，腳跟骨上具動脉，踝上二寸復溜經。陷中動脉經金穴，陰谷[4]合水曲膝臏。輔骨之後大筋下，小筋上應手方鍼。

1　腕：原誤作“腕”，據文義改。
2　通谷：“谷”原誤作“骨”，無此穴名，當爲“通谷”（足通谷）音誤，據足太陽膀胱經穴名改。
3　本：原誤作“木”，據上下文義，此爲“本”之形誤，因改。
4　陰谷：“谷”原誤作“骨”，無此穴名，當爲“陰谷”音誤，據足少陰腎經穴名改。

戌手厥陰心包絡，水井中衝中指端。去爪甲如韭葉陷，勞宮滎火掌紋看。無名指屈動脉是，大陵俞土兩筋間。掌紋陷內接間使，經金掌後寸該三。曲澤合水內廉肘，陷中屈肘若弓彎[1]。

亥手少陽三焦井，無名指上關衝金。端後相去爪甲角，一韭葉後用餘鍼。液門滎水節前陷，中渚俞木節後間。陽池原表腕上陷，支溝經火兩筋間。腕後三寸兩骨陷，天井合土肘尖邊。大骨肘上一寸陷，取法屈肘兩筋間。

子足少陽甲木膽，金井竅陰依法取。小指次指端向後，去爪甲如韭葉許。俠溪滎水本節陷，小指次指岐首間。臨泣俞木去俠溪，同身寸半不須參。丘墟原外踝前陷，臨泣去後寸當三。陽輔經火外踝上，直上四寸輔骨前。絕骨端前三分許，相去丘墟七寸邊。陽陵泉合土膝下，外廉一寸陷中間。

丑足厥陰肝木乙，大敦井木大指端。去爪甲如一韭葉，只向三毛聚處觀。行間滎水大指外，動脉應手陷中安。太衝俞土大指本，節後二寸脉宜男。中封經金內踝前，平量一寸莫那偏。仰足取之伸足得，合水原來是曲泉。膝內骨下大筋上，小筋下屈膝方完。

八　作　用

醫人：循、捫、揮、努、攝、按、爪、切。
鍼頭：進、退、撣、撚、提、內、撞、搓。
病人：按、蹻、捫、摩、屈、伸、導、引。

十二經呼吸歌

手三陽經長五尺，每九呼過四寸的。前長定數該若干，百十二半呼同吸。五六三丈，共該呼六百七十五。

手三陰經三尺五，每七呼過五寸睹，前長定數該若干，四十九呼同吸數。二丈一尺，共該呼二百九十四。

1　彎：原作"灣"，與文義不合，當爲"彎"之形誤，因改。

足三陽經八尺長，每十四呼四寸量，前長定數該若干，二百八十呼同詳。四丈八尺，共該呼一千六百八十。

足三陰經六尺半，每十二呼五寸斷。前長定數該若干，百五十六呼同算。三丈九尺，共該呼九百三十六。

以上總三千五百八十五。

九鍼形制治病歌

鑱似巾鍼寸六制，去來頭大末銳利。今云治病專功效，熱在頭身瀉陽氣。

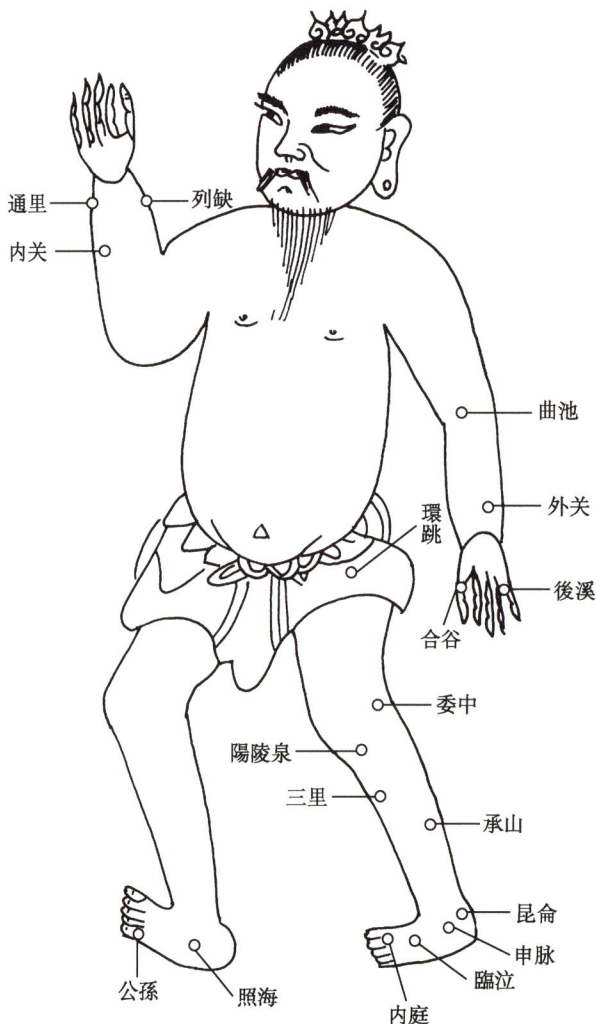

〔圖9　手道足道〕

圓似絮鍼一寸六，箭身卵[1]鋒瀉氣速。今云治病瀉分氣，揩摩不得傷肌肉。

鍉鍼三寸五分記，鋒似粟銳按脉治。今云治病專功效，按脉邪出勿陷氣。

鋒似絮鍼寸六拘，箭身鋒末刃三隅。今云治病專功效，癰熱去血痼疾除。

鈹廣二分半四寸，形似劍鋒雙利刃。今云治病專功效，癰膿兩熱火去淨。

圓利寸六似毫鍼，中身微大圓銳精。今云治病專功效，癰痹暴氣可內深。

毫長三寸六分直，蚊虻喙尖功最急。今云治病專功效，寒熱痛痹平虛實。

長鍼七寸其鍼同，身長細薄尖銳鋒。今云治病專功效，能除深邪遠痹通。

大鍼四寸鍼鋒粗，其鋒微圓尖挺模。今云治病專功效，能瀉機關水卽無。

手　　道

後溪 在小指本節後外陷中。合谷 名虎口，在手大指交指歧骨罅間陷中。外關 腕後二寸陷中。曲池 在肘外輔骨，屈肘取之。內關 在掌後橫紋二寸，兩筋兩骨之間。通里 腕後一寸陷中。列缺 在腕側上寸半，食指交頭盡處。

足　　道

內庭 在足大指次指本節後。臨泣 足小指次指本節後間陷中，去俠溪半寸。承山 在足肚分肉間。昆侖 在外踝後跟骨上陷中。環跳 在髀樞骨中，伸下足屈上足取之。委中 在膕內約紋中。陽陵泉 膝下一寸，骺[2]骨外廉。三里 在犢鼻下三寸，骺骨外廉陷中。公孫 足大指本指後內側一寸。申脉 在外踝下陷中，容爪甲白肉際。照海 陰交內踝下，容爪甲。

---

1 卵：原誤作“卯”，據《靈樞·九鍼十二原》改。

2 骺：原字右半不清晰。據《鍼灸玉龍經》，此字當爲“骺”，與底本亦近似。下同。

人身臂後穴俞圖

			天突*				
門	户	府	璣	璇	俞	氣	幽
府	房	中	蓋	華	彧	庫	中
容	翳	藏	宮	紫	神	屋	周
鄉	窗	墟	堂	玉	靈	膺	胸
谿	中	封	中	膻	神	乳	天
寶	根	廊	庭	中	步	乳	食
			鳩尾 蔽骨五分				
	門	容	門	關	巨	幽	不	期
	月	滿	谷	脘	上	通	承	日
	哀	門	都	脘	中	陰	梁	腹
		門	關	里	建	石	關
門	乙	曲	脘	下	商	太	章
門	肉		分	水		滑	京
脉	橫	樞	俞	關	神	肓	天	大	帶
樞	結	陵	注	交	陰	中	外	腹	五
	巨	滿	海門/氣石		四	大
道		穴	元	關	氣			維
	舍	赫	極	中	大	府
膠	門	道	骨	骨	曲	橫	水	衝	居
			曲骨				
堂	來			歸		脅
	衝	丙陰	氣			
		陰間會				

〔圖10　人身臂後穴俞圖右〕

相去脊三寸	相去脊寸半	督脉	○（脊椎）	督脉	相去脊寸半	相去脊三寸
分	杼	椎	一 二 三	大	大	附
戶	門	道	四	陶	風	魄
俞	俞	柱	五 六 七	身	肺	肓
堂	俞	道	八	神	陰	神
譆	俞	臺	九	靈	厥	譩
關	俞	陽	十	至	心	膈
門	俞	縮	十一	筋	督	
綱	俞	中	十二 十三	脊	膈	
舍	俞	脊	十四	接	肝	
倉	俞	樞	十五	懸	膽	
門	俞	門	十六	命	脾	
室	俞	關	十七	陽	胃	
	俞		十八	腰	三焦	
	俞		十九		腎	
肓	俞		二十		氣海	
邊	俞		廿一 廿二		大腸	
	俞	髎髎髎髎	長強	會陽	關元 小腸 膀胱 脊中 環白	
					上次中下	

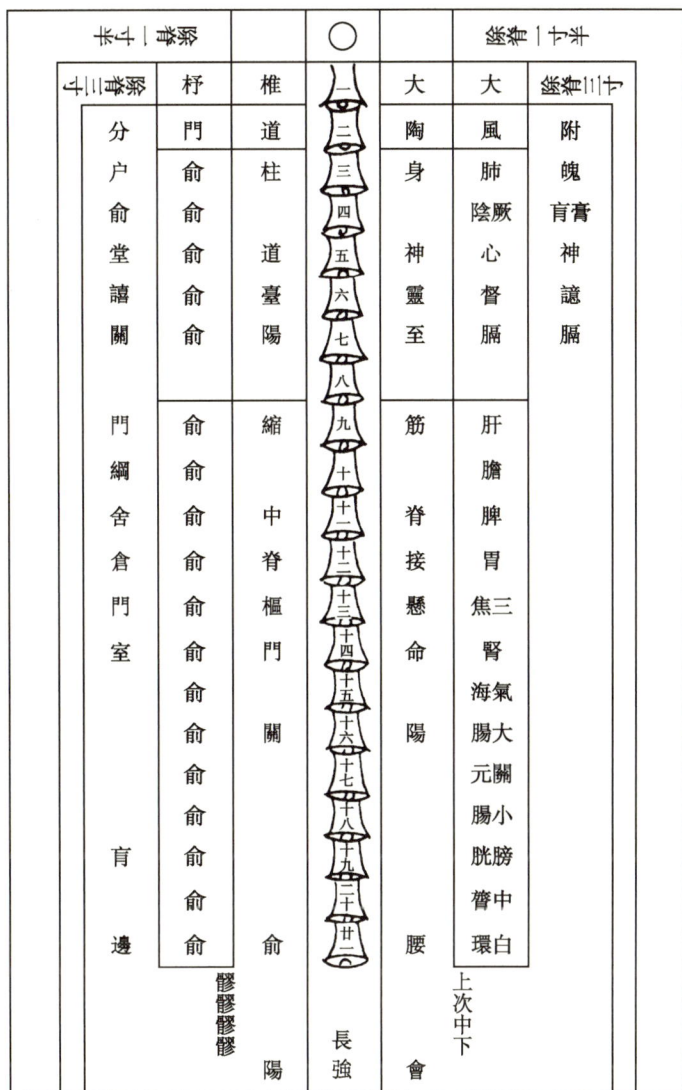

〔圖11　人身臂後穴俞圖左〕

前後子午尺寸歌[1]

齗交唇內齗縫間，兌端正在唇中央。水溝鼻下溝內索，素髎宜向鼻端詳。頭行北高面南下，先以前後髮際量。分爲一尺有二寸，髮上五分神庭當。庭

1　前後子午尺寸歌：此歌與下"十四經發揮經絡部穴圖"之"督脉""部穴歌"多相似，然此歌更接近《鍼灸問對》卷下"周身經穴相去分寸歌"、《鍼灸聚英》卷四"十四經步穴歌"中的督脉歌。

上五分上星位，囟會星上一寸強。上至前頂一寸半，寸半百會居中央。神聰百會四面取，各開一寸風癇主。後頂強間腦户三，相去各是一寸五。後髮五分定瘂門，門上五分定風府。上有大椎下尾骶，分爲二十有一椎。古來自有折量法，《靈樞》凜凜不可欺。九寸八分分之七，上之七節如是推。大椎第一節上是，二椎節下陶道知。身柱第三椎節下，神道第五無足疑，靈臺第六至陽七，筋縮第九椎下思。脊中接脊十一是，懸樞十三次屬累。陽關十六椎下看，二十一下腰俞竅。其下再有長強穴，請君逐一細尋之。中間七節長二分，命門十四前平臍。二尺一寸一分四，後有密户宜審思。下此是名下七節，一寸二分爲六骶。

男子向前爲補，退後爲瀉。女子反之。

男子陽經要補，陰經要瀉。女子反之。

男子先鍼陽經，後鍼陰經，不可并鍼，恐氣血相鬥，發脹故也。

女子先鍼陰經，後鍼陽經，不可并鍼，恐氣血相鬥，發脹故也。

男子看他血氣俱虛者，用平補平瀉之法，不論陰經，全要瀉。女[1]子亦然。先補，退後三轉鍼；後瀉，向前三轉鍼，是謂平補；平瀉，乃爲先補，向前三轉鍼；後瀉，退後三轉鍼。是謂平補、平瀉也。亦不論男子，陽經全要補，陰經全要瀉。俱要先補，向前三轉；退後爲瀉，三轉鍼。是謂平補、平瀉也，明矣。

男子看他壯盛者，陽經也要瀉，陰經亦要瀉，不可用補鍼。全在活法看人。血盛也，提鍼者，彈引其氣也。

男子看他虛弱之人，陰經也要補，陽經亦要補，不可用瀉鍼，全在活法看人。女子虛弱亦然。

女子看她壯盛，陰經也要瀉，陽經亦要瀉，不可俱用補鍼。

督脉屬陽，背後，大指向前爲補。

任脉屬陰，面前，大指向前爲瀉。

鍼男子右手左足三陽經，以我大指向前爲補。

鍼男子左手右足三陽經，以我大指退後爲補。

鍼男子右手左足三陰經，以我大指退後爲補。

1　女：原字殘損，據上文義推測補。

鍼男子左手右足三陰經，以我大指向前爲補。

鍼女子補瀉反之。

凡補瀉，順吾之手而行補瀉。

手三陰經、足三陽經。補瀉迎隨，兩款載詳。

鍼男子，當子後，大指向前爲補，大指退後爲瀉。

鍼女子，子後，反之。

鍼男子，當午後，大指退後爲補，大指向前爲瀉。

鍼[1]女子，午後反之，不用呼吸之法。

凡氣未至，先要搓那，補其氣，使氣至，然後看病行補瀉之法。鍼之中間，只管搓那，如楊柳隨風之狀。到搓那盡頭，始或用其補，或用其瀉。

八穴主治病證與諸書同

公孫

二穴，通衝脉，脾之經，在足大指內側本節後一寸陷中。令病人坐，合兩掌相對取之。主治三十一證。

凡治後證，必先取公孫爲主，吹取，各穴應之。

○九種心疼，一切冷氣。

大陵二穴，中脘一穴，隱白二穴。

○痰膈涎悶，胸中隱痛。

勞宮二穴，膻中一穴，間使二穴。

○臍腹脹滿氣，不消化。

天樞二穴，水分一穴，內庭二穴。

○脅肋下痛，起止艱難。

支溝二穴，章門二穴，陽陵泉二穴。

○泄瀉不止，里急後重。

下脘一穴，天樞二穴，照海二穴。

○胸中刺痛，隱隱不樂。

---

1 鍼：原字殘缺，據上文義比對，補“鍼”字。

內關二穴，大陵一穴，或中[1]二穴。

○兩脅脹滿，氣攻疼痛。

陽陵泉二[2]穴，章門二穴，絕骨二穴。一名懸鐘。

○中滿不快，翻胃吐食。

中脘一穴，太白二穴，中魁二穴。一名陽溪。

○氣膈五噎，飲食不下。

膻中一穴，三里二穴，太白二穴。

○胃脘停痰，口吐清水。

巨闕一穴，厲兌二穴，中脘一穴。

○中脘停食，痛刺不已。

解溪二穴，三里二穴，太倉一穴。一名中脘穴。

○嘔吐痰涎，眩暈不已。

豐隆二穴，中魁二穴，膻中一穴。

○心瘧，令人心內怔忡。

神門二穴，心俞二穴，百勞一穴。即大椎穴。

○肝瘧，令人氣色蒼蒼，惡寒發熱。

中封二穴，肝俞二穴，絕骨二穴。

○脾瘧，令人怕寒，腹中痛。

商丘二穴，脾俞二穴，三里二穴。

○肺瘧，令人心寒怕驚。

列缺二穴，肺俞二穴，合谷二穴。

○腎瘧，令人灑淅熱，腰脊強痛。

大鍾二穴，腎俞二穴，申脉二穴。

○瘧疾，大熱不退。

間使二穴，百勞一穴，絕骨一穴。

○瘧疾，先寒後熱。

後溪二穴，曲池二穴，勞宮二穴。

1 或中：即彧中，穴名。宋以前文獻作"或中"。
2 二：原脫。據體例及該穴兩肢皆有補。

○瘧疾，先熱後寒。

曲池二穴，百勞一穴，絕骨二穴。

○瘧疾，心胸疼痛。

內關二穴，上脘一穴，大陵二穴。

○瘧疾，頭痛眩暈，吐痰不已。

合谷二穴，中脘一穴，列缺二穴。

○瘧疾，骨節酸痛。

魄戶二穴，百勞一穴，然谷二穴。

○瘧疾，口渴不已。

關冲二穴，人中一穴，間使二穴。

○胃瘧，令人善飢而不能食。

厲兌二穴，胃俞二穴，大都二穴。

○膽瘧，令人惡寒怕驚，睡臥不安。

臨泣二穴，膽俞二穴，期門二穴。

○黃汗疸，四肢俱腫，汗出染衣。

至陽一穴，百勞一穴，腕骨二穴，中脘一穴，三里二穴。

○黃疸，遍身皮膚黃及面目、小便俱黃。

脾俞二穴，隱白二穴，百勞一穴，至陽一穴，三里二穴，腕骨二穴。

○穀疸，食畢則頭眩，心中怫鬱，遍體發黃。

胃俞二穴，內庭二穴，至陽一穴，三里二穴，腕骨二穴，陽谷二穴。

○酒疸，身目俱黃，心中俱痛，面發赤斑，小便赤黃。

膽俞二穴，至陽一穴，委中一穴，腕骨二穴。

○女癆疸，身目俱黃，發熱惡寒，小便不利。

關元一穴，腎俞二穴，然谷[1]二穴，至陽一穴。

內關

二穴，陰維脉，心包絡之經，在掌後二寸，兩筋之間陷中。患人穩坐，仰手

1　谷：原作"骨"。據《黃帝明堂經》，然骨是骨名，然谷是穴名，此爲穴，則當作"谷"，因改。

取之。主治二十五證。

　　○中滿不快，胃脘傷寒。

中脘一穴，大陵二穴，三里二穴。

　　○中焦痞滿，兩脅刺痛。

支溝二穴，章門二穴，膻中一穴。

　　○脾胃虛冷，嘔吐不已。

內庭二穴，中脘一穴，氣海一穴，公孫二穴。

　　○脾胃氣虛，心腹脹滿。

太白二穴，三里二穴，氣海一穴，水分一穴。

　　○脅肋下疼，心腹刺痛。

氣海一穴，行間二穴，陽陵泉二穴。

　　○痞塊不散，心中悶痛。

大陵二穴，中脘一穴，三陰交二穴。

　　○食癥不散，人漸羸[1]瘦。

腕骨二穴，脾俞二穴，公孫二穴。

　　○食積血瘕，腹中隱痛。

胃俞二穴，行間二穴，氣海一穴。

　　○五積氣塊，血積血癖。

膈俞二穴，肝俞二穴，大敦二穴，照海二穴。

　　○臟腑虛冷，兩脅疼痛。

支溝二穴，建里一穴，章門二穴，陽陵泉二穴。

　　○風壅氣滯，心腹刺痛。

風門二穴，膻中一穴，勞宮二穴，三里二穴。

　　○大腸虛冷，脫肛不收。

百會一穴，命門一穴，長強一穴，承山二穴。

　　○大便艱難，用力脫肛。

照海二穴，百會一穴，支溝二穴。

　　○臟毒腫痛，便血不止。

1　羸：原作"贏"，不通，乃"羸"的形誤，據文義改。

承山二穴,肝俞二穴,膈俞二穴,長強一穴。

○五種痔疾,攻痛不已。

合陽二穴,長強一穴,承山二穴。

○五癇等證,口中吐沫。

後溪二穴,神門二穴,心俞二穴,鬼眼四穴。

○心性呆癡,悲泣不已。

通里二穴,後溪二穴,神門二穴,大鐘二穴。

○心驚發狂,不識親疏。

少冲二穴,心俞二穴,中脘一穴,十宣十穴。

○健忘[1]易失,言語不記。

心俞二穴,通里二穴,少冲二穴。

○心氣虛損,或歌或笑。

靈道二穴,心俞二穴,通里二穴。

○心中驚悸,言語錯亂。

少海二穴,少府二穴,心俞二穴,後溪二穴。

○心中虛惕,神思不安。

乳根二穴,通里二穴,膽俞二穴,心俞二穴。

○心驚中風,不省人事。

中冲二穴,百會一穴,大敦二穴。

○心臟諸虛,心怔驚悸。

陰郄二穴,心俞二穴,通里二穴。

○心虛膽寒,四體顫掉[2]。膽俞二穴,通里二穴,臨泣二穴。

臨泣

二穴,通帶脉,膽之經,在足小指次指間,去俠溪一寸五分,令患者垂足取之。主治二十五證。

○足跗腫痛,久不能消。

---

1 忘:原作"忌",不通。據文義,此字當爲"忘"之形误,因改。

2 掉:原作"悼",不通。據文義,此字當爲"掉"之形误,因改。下同徑改不注。

行間二穴，太溪二穴，申脉二穴。

○手足麻痹，不知癢痛。太冲二穴，曲池二穴，大陵二穴，合谷二穴，三里二穴，中渚二穴。

○兩足顫掉，不能行步。

太冲二穴，昆侖二穴，陽陵泉二穴。

○兩手顫掉，不能握物。

曲澤二穴，腕骨二穴，合谷二穴，中渚二穴。

○足指拘攣，筋緊不開。

丘墟二穴，公孫二穴，陽陵泉二穴。

○手指拘攣，伸縮疼痛。

尺澤二穴，陽溪二穴，中渚二穴，五虎二穴。

○足痕[1]下發熱，名曰濕熱。

涌泉二穴，京骨二穴，然谷二穴。

○足外踝紅腫，名曰穿踭風。

昆侖二穴，丘墟二穴，照海二穴。

○足跌發熱，五指節痛。

冲陽二穴，俠溪二穴，十宣十穴。

○兩手發熱，五指疼痛。

陽池二穴，液門二穴，合谷二穴。

○兩膝紅腫疼痛，名曰鶴膝風。

膝關二穴，行間二穴，鶴頂二穴，陽陵泉二穴。

○手腕起骨疼痛，名曰繞踝風。

太淵二穴，腕骨二穴，大陵二穴。

○腰胯疼痛，名曰寒疝。

五樞二穴，委中二穴，三陰交二穴。

○臂膊痛，連肩背。

肩井二穴，曲池二穴，中渚二穴。

---

[1] 痕：原字疒下之“氏”類“互”，據《中華字海》，此形似之字同“胝”，見《龍龕》。其義與本條主治合，姑用此字。

○腿胯疼痛,名曰腿胑風。

環跳二穴,委中二穴,陽陵泉二穴。

○白虎歷節風疼痛。

肩井二穴,三里二穴,曲池二穴,委中二穴,合谷二穴,行間二穴,天應穴。遇痛處鍼,彈努出血。

○走之風,遊走四肢疼痛。

天應之穴,曲池二穴,三里二穴,委中二穴。

○浮風渾身搔癢。

百會一穴,太陽紫脉,百勞一穴,命門一穴,風市二穴,絕骨二穴,水分一穴,氣海一穴,血海二穴,委中二穴,曲池二穴。

○頭項紅腫強痛。

承漿一穴,風池二穴,肩井二穴,風府一穴。

○腎虛腰痛,舉動艱難。

腎俞二穴,脊中一穴,委中二穴。

○閃挫腰痛,起止艱難。

脊中一穴,腰俞二穴,腎穴二穴,委中二穴。

○虛損濕滯,腰痛行動無力。

脊中一穴,腎俞二穴,委中二穴。

○諸虛百損,四肢無力。

膏肓二穴,百勞一穴,心俞二穴,腎俞二穴,三里二穴,關元一穴。

○脅下肝積,氣塊刺痛。

章門二穴,支溝二穴,陽陵泉二穴。

○腎急堅痛,胸脹脅痛。

中脘一穴,大陵二穴,支溝二穴。

外關

二穴,陽維脉,三焦之經,在手背腕後二寸陷中。令患人穩坐,覆手取之。主治二十七證。

○肩膊紅腫,肢節疼痛。

肘[1]髎二穴,肩髃二穴,腕骨二穴。

○足内踝骨紅腫疼痛,名曰繞踝風。

俠溪二穴,丘墟二穴,臨泣二穴,昆侖二穴。

○手指節痛,不能伸屈。

陽谷二穴,五虎二穴,腕骨二穴,合谷二穴。

○足指節痛,不能行步。

内庭二穴,太冲二穴,昆侖二穴。

○五藏結熱,吐血不已,取五臟俞穴并血會治之。

心俞二穴,肝俞二穴,脾俞二穴,肺俞二穴,腎俞二穴,膈俞二穴。

○六府結熱,血妄行不已,取六腑俞穴并血會治之。

膽俞二穴,胃俞二穴,小腸俞二穴,大腸俞二穴,膀胱俞穴,三焦俞穴,膈俞二穴。

○鼻衄不止,名血妄行。

少澤二穴,心俞二穴,膈俞二穴,涌泉二穴。

○吐血昏暈,不省人事。

肝俞二穴,膈俞二穴,通里二穴,大敦二穴。

○虛損氣逆,吐血不已。

膏肓二穴,膈俞二穴,丹田一穴,肝俞二穴。

○吐血衄血,陽乘于陰,血熱妄行,中冲二穴,肝俞二穴,膈俞二穴,通里二穴,三陰交二穴。

○血寒亦吐,陰乘于陽,名心肺二經嘔血。

少商二穴,心俞二穴,神門二穴,肺俞二穴,膈俞二穴,三陰交二穴。

○舌強難言,及生白胎。

關冲二穴,中冲二穴,承漿一穴,廉泉一穴。

○重舌腫脹,熱極難言。

十宣十穴,海泉一穴,在舌底中。金津一穴,在舌下左邊。玉液一穴。在舌下右邊。

○口内生瘡,名曰枯曹風。

---

1 肘:原字右半爲"寺",無此字及穴名。結合主治與穴名,此當爲"肘"的形誤,因改。

兌端一穴，支溝二穴，承漿一穴，十宣十穴。

○舌吐不收，名曰陽強。

涌泉二穴，兌端一穴，少冲二穴，神門二穴。

○舌縮不能言，名曰陰強。

心俞二穴，膻中一穴，海泉一穴。在舌底中。

○唇吻裂破，血出乾痛。

承漿一穴，少商二穴，關冲二穴。

○項生瘰癧，繞頸起核，名曰蟠蛇癧。

天井二穴，風池二穴，肘尖二穴，缺盆二穴，十宣十穴。

○瘰癧延生胸前連腋下者，名曰瓜藤癧。

肩井二穴，膻中一穴，大陵二穴，支溝二穴，陽陵泉二穴。

○左耳根腫核者，名曰惠袋癧。

翳風二穴，後溪二穴，肘尖二穴。

○右耳根腫核者，名曰蜂窠癧。

翳風二穴，頰車二穴，後溪二穴，合谷二穴。

○耳根紅腫痛。

合谷二穴，翳風二穴，頰車二穴。

○頸項紅腫不消，名曰項疽。

風府一穴，肩井二穴，承漿一穴。

○目生翳膜，隱澀難開。

晴明二穴，合谷二穴，魚尾二穴，在肩井外頭。肝俞二穴。

○風沿爛眼，迎風冷淚。

攢竹二穴，絲竹空穴，小骨空穴，在手小指節二節尖上。二間二穴。

○目風腫痛，努肉攀晴。

和髎二穴，晴明二穴，攢竹二穴，肝俞二穴，委中二穴，合谷二穴，肘尖二穴。

○目暴赤腫疼痛。

攢竹二穴，合谷二穴，迎香二穴。

後溪

二穴，通督脉，小腸之經，在手小指本節後，握拳尖上是穴，令疾者仰手握拳取之。主治二十二證。

　　○手足攣急，屈伸艱難。

　　三里二穴，曲池二穴，尺澤二穴，合谷二穴，行間二穴，陽陵泉二穴。

　　○手足俱顫，不能行步握物。

　　陽溪二穴，曲池二穴，腕骨二穴，陽陵泉二穴，絶骨二穴，公孫二穴，太沖二穴。

　　○頸項[1]強痛，不能回顧。

　　承漿一穴，風池二穴，風府一穴。

　　○兩腮頰痛紅腫。

　　大迎二穴，頰車二穴，合谷二穴。

　　○咽喉閉塞，水粒不下。

　　天突一穴，商陽二穴，照海二穴，十宣十穴。

　　○雙鵝風，喉閉不通，此乃心肺二經熱。

　　少商二穴，金津一穴，玉液一穴，十宣十穴。

　　○單鵝風，喉中腫痛，此乃肺三焦經熱。

　　關沖二穴，天突一穴，合谷二穴，照海二穴，列缺二穴，十宣十穴。

　　○牙齒、兩頷腫痛。

　　人中一穴，合谷二穴，呂細二穴。即太溪穴也。

　　○上片牙疼及牙關緊急不開。

　　太淵二穴，頰車二穴，合谷二穴，呂細二穴。

　　○中片牙疼及頰頷紅腫痛。

　　陽溪二穴，承漿二穴，頰車二穴，太溪二穴。

　　○耳聾氣痞疼痛。

　　聽會二穴，腎俞二穴，三里二穴，翳風二穴。

　　○耳内或鳴、或癢、或痛。

　　客主人穴，合谷二穴，聽會二穴。

　　○雷頭風暈，嘔吐痰涎。

　　百會一穴，中脘一穴，大淵二穴，風門二穴。

1　項：原作“頂”，據文義當爲“項”字形誤，因改。

　　○腎虛頭痛，頭重不舉。

　　腎俞二穴，百會一穴，太溪二穴，列缺二穴。

　　○肝厥頭暈及頭目昏沉。

　　大敦二穴，肝俞二穴，百會一穴。

　　○頭頂痛，名曰正頭風。上星一穴，百會一穴，腦空一穴，涌泉二穴，合谷二穴。

　　○偏正頭風及兩額角痛。

　　頭臨泣穴，絲竹空穴，太陽紫脉，列缺二穴，合谷二穴。

　　○兩眉角痛不已。攢竹二穴，陽白二穴，合谷二穴，頭維二穴，印堂一穴。_{在兩眉中間。}

在兩眉中間。

　　○頭目昏沉，太陽痛。

　　合谷二穴，太陽紫脉，頭縫二穴。_{在額角髮尖處。}

　　○頭頂拘急，引肩背痛，承漿一穴，百會一穴，肩井二穴，中渚二穴。

　　○醉頭風，嘔吐不止，惡聞人言。

　　涌泉二穴，列缺二穴，百勞一穴，合谷二穴。

　　○眼赤痛，衝風淚下不已。

　　攢竹二穴，合谷二穴，小骨空穴，臨泣二穴。

　　○破傷風因他事搐發，渾身發血熱顛狂。

　　大敦二穴，合谷二穴，行間二穴，十宣十穴，太陽紫脉。_{宜鋒鍼出血。}

申脉

　　一穴，陽蹻脉，膀胱之經，在足外踝下微前，赤白肉際是穴。主治二十五證。

　　○腰臀強，不可俯仰。

　　腰俞二穴，膏肓二穴，委中二穴。_{決紫脉出血。}

　　○肢節煩痛，牽引腰腳疼。

　　肩髃二穴，曲池二穴，昆侖二穴，陽陵泉二穴。

　　○中風不省人事。

　　中冲二穴，百會一穴，印堂一穴，大敦二穴。

　　○中風不語。

少商二穴，前頂一穴，膻中一穴，人中一穴，合谷二穴，瘂門二穴。

○中風半身癱瘓。

曲池二穴，肩髃二穴，三里二穴，陽陵泉二穴。

○中風偏枯，半身不遂，手三里穴，腕骨二穴，合谷二穴，絕骨二穴，行間二穴，風市二穴，三陰交二穴。

○中風偏枯，疼痛無時。

絕骨二穴，太淵二穴，曲池二穴，肩髃二穴，三里二穴，昆侖二穴。

○中風，四肢麻痹不仁。

肘髎[1]二穴，上廉二穴，魚際二穴，風市二穴，膝關二穴，三陰交二穴。

○中風手足搔癢，不能握物。

臑會二穴，腕骨二穴，合谷二穴，行間二穴，風市二穴，陽陵泉二穴。

○中風口眼喎斜，牽連不已。

頰車二穴，鍼入一分，沿大迎下地倉穴，喎左瀉右，喎右瀉左，可灸二十壯。人中一穴，合谷二穴，太淵二穴，童子髎二穴，十宣十穴。

○中風角弓反張，眼目盲[2]視。

百會一穴，百勞一穴，合谷二穴，曲池二穴，行間二穴，十宣十穴，陽陵泉二穴。

○中風口禁，不開言語。

地倉二穴，鍼透。頰車二穴，人中一穴，合谷二穴。

夫中風有五不治：開口、閉眼、撒手[3]、遺尿、喉中雷鳴鼾睡，惡候也。且中風者，爲百病之長，至其變化各不同焉。或中于臟，或中于腑，或痰或氣，或怒或喜，隨其隙而成害也。中于臟者，則令人不省人事，痰涎上壅，喉中雷鳴，四肢癱瘓，不知疼痛，語言蹇澀，故難治也。中于腑者，則令人半身不遂，口眼喎斜，知疼痛，能言語，形色不變，故易治也。治之，先于視色脉，分虛實。其中五臟六腑，形證各有名，必細察其源，而體天時人事，爪刺之，無不效也。

一、肝中之狀，無汗惡寒，其色青，名曰怒中。

二、心中之狀，多汗怕驚，其色赤，名曰思慮中。

---

1 髎：原作“膠”，無此穴名，據文義，當爲“髎”字形誤，因改。

2 盲：原作“肓”，不通，據文義當爲“盲”字形誤，因改。

3 撒手：《鍼灸大全》卷四作“散屎”。據文義，若與“手”組詞，“散”當作“撒”，因改。

三、脾中之狀，多汗身熱，其色黃，名曰喜中。

四、肺中之狀，多汗惡風，其色白，名曰氣中。

五、腎中之狀，多汗身冷，其色黑，名曰氣勞中。

六、胃中之狀，飲食不下，痰涎上壅，其色淡黃，名曰食後中。

七、膽中之狀，眼目牽連，鼾睡不醒，其色綠，名曰驚中。

○腰脊項背疼痛。

腎俞二穴，人中一穴，肩井二穴，委中二穴。

○腰疼，頭項強，不得回顧。承漿一穴，腰俞二穴，腎俞二穴，委中二穴。

○腰痛，起止艱難。

然谷二穴，膏肓二穴，腎俞二穴，委中二穴。

○足背生毒，名曰發背。

內庭二穴，俠溪二穴，行間二穴，委中二穴。

○手背生毒，名曰附筋發背。

液門二穴，中渚二穴，合谷二穴，外關二穴。

○手臂背生毒，名曰附骨疽。

天府二穴，曲池二穴，合谷二穴，委中二穴，十宣十穴。鋒鍼出血。

○臂尖生毒，名曰臂疽。

白環俞穴，天應二穴，太溪二穴，委中二穴。

○發背膏肓兩傍，名曰搭手疽。

膏肓二穴，肩井二穴，中渚二穴，委中二穴，至陰二穴，十宣十穴。

○發背與臍相平，名曰腎疽。三焦俞穴，白環俞穴，委中二穴，太溪二穴，至陰二穴。

○頤鬢後三分生毒，名曰髮鬢疽。

頭維二穴，絲竹空穴，合谷二穴，太溪二穴，委中二穴，太陽紫脉上出血。

○正項上生毒，名曰對口疽。

強間一穴，百勞一穴，天窗二穴，委中二穴。

○頭頂生毒，名曰腦疽。此證難治。

內迎香穴，委中二穴，十宣十穴，氣海一穴，三里二穴。

此證洪處士用鹽泥作飯，放疽頂上，可灸二七壯。處士曰：一切發癰疽等毒，除腦疽、發頤、對口疽此三證難治，雖騎竹馬法灸，亦有少效，其餘諸毒，但依前法，治之無不愈矣。

照海

二穴，陰蹻脉，腎之經，在足内踝下微前，赤白肉際陷中是穴。主治三十證。

○小便淋瀝不通。

陰陵泉二穴，三陰交二穴，關衝二穴，陰谷二穴。

○小腹冷痛，小便頻數。

氣海一穴，關元一穴，三陰交二穴，腎俞二穴。

○膀胱七疝、賁豚等證。

大敦二穴，闌門二穴，在曲骨兩傍各三寸，脉上是穴。丹田一穴，涌泉二穴，章門二穴，大陵二穴，三陰交二穴。

○偏墜木腎，腫大如升。

大敦二穴，曲泉二穴，然谷二穴，三陰交二穴，歸來二穴，闌門二穴，膀胱俞穴，腎俞二穴，足第二指下橫紋，可灸七壯。

○乳弦疝氣，發時冲心痛。

帶脉二穴，涌泉二穴，太溪二穴，大敦二穴。

○小便淋血不止，陰氣痛。

陰谷二穴，涌泉二穴，三陰交二[1]穴。

○遺精白濁，小便頻數。

關元一穴，白環俞穴，太溪二穴，三陰交穴[2]。

○夜夢鬼交，遺精不禁。

中極一穴，膏肓二穴，心俞二穴，然谷二穴，腎俞二穴。

○婦人難産，子抝母心，不能下。

巨闕一穴，合谷二穴，三陰交穴，至陰二穴。

○女人大便不通。

公孫二穴，支溝二穴，合谷二穴，三里二穴。

1　二：原脱。據《鍼灸大全》卷四補。
2　穴：此前不言穴數，《鍼灸大全》卷四同此，且下文多處“三陰交穴”不載穴數，不敢妄補。

○女人小便不通。

中脉二穴，陰陵泉二[1]穴，三陰交穴，太溪一穴。

○婦人産後臍腹痛，惡露不已。

水分一穴，關元一穴，膏肓二穴，三陰交穴。

○婦人脾氣血蠱、水蠱、氣蠱、石蠱。

膻中一穴，水分一穴，關元一穴，氣海一穴，三里二穴，行間二穴，治血。太溪二穴，治水。公孫二穴，治氣。内庭二穴，治石。支溝二穴，三陰交穴。

○女人血分單腹氣喘。

下脘一穴，膻中一穴，氣海一穴，三里二穴，行間二穴。

○女人血氣勞倦，五心煩熱，肢體皆痛，頭目昏沉。

百會一穴　曲池二穴，膏肓二穴，合谷二穴，絕骨二穴，腎俞二穴。

○老人虛損，手足轉筋，不能舉動。

承山二穴，陽陵泉二[2]穴，臨泣二穴，太衝二穴，尺澤二穴，合谷二穴。

○霍亂吐瀉，手足轉筋。

京骨二穴，三里二穴，承山二穴，曲池二穴，腕骨二穴，尺澤二穴，陽陵泉二穴。

○寒濕腳氣，發熱大痛。

太衝二穴，委中二穴，三陰交二穴。

○腎虛腳氣紅腫，大熱不退。

氣衝二穴，血海二穴，太溪二穴，公孫二穴，委中二穴，三陰交二穴。

○乾腳氣，膝頭并内踝及五指疼痛。

膝關二穴，昆侖二穴，絕骨二穴，委中二穴，陽陵泉二[3]穴，三陰交二穴。

○渾身脹滿，浮腫生水。

氣海一穴，三里二穴，曲池二穴，合谷二穴，内庭二穴，行間二穴，三陰交二穴。

○單腹蠱脹，氣喘不息。

膻中一穴，氣海一穴，水分一穴，行間二穴，三里二穴，三陰交二穴。

1　二：原脱。據體例及該穴兩肢皆有補。
2　二：原脱。據體例及該穴兩肢皆有補。
3　二：原脱。據體例及該穴兩肢皆有補。

○心腹脹大如盆。

中脘一穴，膻中一穴，水分一穴，行間二穴，三陰交二穴。

○四肢、面目浮腫大不退。

人中一穴，合谷二穴，三里二穴，臨泣二穴，曲池二穴，三陰交二穴。

○婦人虛損形瘦，赤白帶下。

百勞一穴，腎俞二穴，關元一穴，三陰交二穴。

○女子子宮久冷，不受胎孕。

中極一穴，子宮二穴，在中極兩傍各三寸。三陰交二穴。

○女子經水正行，頭暈小腹痛。

陰交二穴，內庭二穴，合谷二穴。

○室女月水不調，臍腹疼痛。

天樞二穴，氣海一穴，三陰交二穴。

○室女月水不調，淋瀝不斷，臍腹疼痛。

腎俞二穴，關元一穴，三陰交二穴。

○婦人產難，不能分娩。

三陰交穴，合谷二穴，獨陰二穴。卽至陰穴，灸之[1]，兩手交叉。

列缺

二穴，通任脉，肺之經，在手上腕後一寸五分，以兩鹽[2]指頭盡處是穴，兩筋間。主治三十三證。

○腹中寒痛，泄瀉不止。

天樞二穴，中脘一穴，關元一穴，三陰交二穴。

○婦人血積痛，敗血不已。

肝俞二穴，腎俞二穴，膈俞二穴，三陰交二穴。

○咳嗽寒痰，胸膈閉痛。

肺俞二穴，膻中一穴，三里二穴。

○久嗽不愈，咳唾血痰。

1　之：原作“郊”，不通，據《鍼灸大全》卷四改。

2　以兩鹽：義不明。《鍼灸大全》卷四作“相來鹽”，義亦晦。

風門二穴，膻中一穴，太淵二穴。

○齁喘氣促，痰氣壅盛。

豐隆二穴，膻中一穴，俞府二穴，三里二穴。

○齁喘，胸膈急痛。

或中二穴，天突一穴，肺俞二穴，三里二穴。

○吼喘氣滿，肺脹，不得臥。

俞府二穴，風門二穴，太淵二穴，膻中一穴，中府二穴，三里二穴。

○鼻塞不知香臭。

迎香二穴，上星一穴，風門二穴。

○鼻流清涕，腠理不密，噴涕不止。

神庭一穴，肺俞二穴，太淵二穴，三里二穴。

○鼻流濁涕臭，名曰鼻淵。

迎香二穴，上星一穴，風門二穴，百會一穴，曲差二穴。

○鼻生瘜肉，閉塞不通。

迎香二穴，上星一穴，風門二穴，印堂一穴。

○傷風面赤，發熱頭痛。

通里二穴，曲池二穴，絕骨二穴，合谷二穴。

○傷風感寒，咳嗽喘滿。

膻中一穴，風門二穴，合谷二穴，風府一穴。

○傷風，四肢煩熱，頭痛，玉液一穴，地倉二穴，迎香二穴。

○口氣冲人，臭不可近。

少冲二穴，通里二穴，人中一穴，十宣十穴，金津一穴，玉液一穴。

○冒暑大熱，霍亂吐瀉。

委中二穴，百勞一穴，中脘一穴，曲池二穴，十宣十穴，三里二穴，合谷二穴。

○中暑內熱，小便不利。

陰谷二穴，百勞一穴，中脘一穴，委中二穴，氣海一穴，陽陵泉二穴。

○小兒急驚風，手足搐搦。

印堂一穴，百會一穴，人中一穴，中衝二穴，大敦二穴，太衝二穴，合谷二穴。

○小兒慢脾風，目直視，手足厥，口吐沫。

百會一穴，上星一穴，人中一穴，大敦二穴，脾俞二穴。

○消渴等證

三消，其證不同。上消屬肺，多飲水而少食，大小便如常。中消屬胃，多飲食而小便赤黃。下消屬腎，小便濁淋如膏。

一陽曰：三消之治不同。諸賢俱載方治，惟東垣據經分證，而條陳甚詳。

人中一穴，公孫二穴，脾俞二穴，中脘一穴，關衝二穴，照海二穴肺消，三里二穴胃消，太溪二穴腎消。

○黑砂，腹痛，頭疼，發熱惡寒，腰背強痛，不得睡臥。

百勞一穴，天府二穴，委中二穴，十宣十穴。

○白砂，腹痛吐泄，四肢厥冷，十指甲黑，不得睡臥。

大陵二穴，百勞一穴，大敦二穴，十宣十穴。

一陽曰[1]：鍼法肇自古經，近《銅人》爲的，桑君、思邈、丹陽率由神也。李氏融焉，學者篤貫。《資生》《流注》《指微》《通玄》《靈光》遺文緒意，入神之奧得矣。

九鍼十二原天人心法 海陵一陽子述

一陽曰：昔帝庇福蒸民，謂治疾勿用藥餌砭石，欲以微鍼通其經脉，調其血氣，營其逆順出入之會，令可傳于後世，必明爲之法令，終而不滅，久而不絕，易用難忘。爲之經紀，異其章，別其表裏，爲之終始，令各有形。先立《鍼經》，願聞其情。岐對，以推而次之，令有綱紀，始于一，終于九焉。其小鍼之要，易陳而難入。粗守形，上守神，神乎神，客在門。未睹其疾，惡知其原。刺之微，在速遲。粗守關，上守機，機之動，不離其空。空中之機，清靜而微。其來不可逢，其往不可追。知機之道者，不可掛以髮。不知機道，叩之不發。知其往來要與之期，粗之闇乎？妙哉！工獨有之。往者爲逆，來者爲順。明知逆順，正行無問。迎而奪之，惡得無虛？追而濟之，惡得無實？迎之隨之，以意和之，鍼道畢矣。

1　一陽曰：此下文字乃補刻，版面有限故用小字。今按全書體例改爲大字。

凡用鍼者，虛則實之，滿則泄之，宛陳則除之，邪勝則虛之。《大要》曰：徐而疾則實，疾而徐則虛。言實與虛，若有若無。察後與先，若存若亡。爲虛與實，若得若失。虛實之要，九鍼最妙。補瀉之時，以鍼爲之。

瀉[1]曰：必持內之，放而出之。排陽得鍼，邪氣得泄。按而引鍼，是謂內溫，血不得散，氣不得出也。

補曰：隨之。隨之意，若妄之，若行若按，如蚊虻止；如留如還，去如弦絕，令左屬右，其氣故止。外門已閉，中氣乃實，必無留血，急取誅之。

持鍼之道，堅者爲寶，正指直刺，無鍼左右，神在秋毫。屬意病者，審視血脉者，刺之無殆。方刺之時，必在懸陽，及與兩衛，神屬勿去，知病存亡。血脉者，在俞橫居，視之獨澄，切之獨堅。

九鍼之名，各不同形。一曰鑱鍼，長一寸六分。二曰員鍼，長一寸六分。三曰鍉鍼，長三寸半。四曰鋒鍼，長一寸六分，五曰鈹鍼，長四寸，廣二分半。六曰員利鍼，長一寸六分。七曰毫鍼，長三寸六分。八曰長鍼，長七寸。九曰大鍼，長四寸。

鑱鍼者，頭大末銳，去寫陽氣。員鍼者，鍼如卵形，揩摩分間，不得傷肌肉，以瀉分氣。鍉鍼者，鋒如黍粟之銳，主按脉勿陷，以致其氣。鋒鍼者，刃三隅，以發痼疾。鈹鍼者，末如劍鋒，以取大膿。員利鍼者，尖[2]如氂，且員且銳，中身微大，以取暴氣。毫鍼者，尖如蚊虻喙，靜以徐往，微以久留之而養，以取痛痹。長鍼者，鋒利身薄，可以取遠痹。大鍼者，尖如梃[3]，其鋒微員，以瀉機關之水也。九鍼畢矣。

夫氣之在脉也，邪氣在上，濁氣在中，清氣在下。故鍼陷脉則邪氣出，鍼中脉則濁氣出，鍼大深則邪氣反沉，病益甚[4]。故曰皮肉筋脉，各有所處，病各有所宜，各不同形，各以任其所宜，無實實，無虛虛[5]。損不足而益有餘，是謂甚病。病益甚，取五脉者死，取三脉者恇；奪陰者死，奪陽者狂，鍼害畢矣。

刺之而氣不至，無問其數；刺之而氣至，乃去之，勿復鍼。鍼各有所宜，各

1　瀉：原作“寫”，通假。按例可不注。然在此若不注，易于誤解，故加注說明。
2　尖：原誤作“大”，據《靈樞·九鍼十二原》改。
3　梃：原誤作“挺”，據《靈樞·九鍼十二原》改。
4　甚：原脫，據《靈樞·九鍼十二原》補。
5　無實實，無虛虛：原作“無實無虛”，據《靈樞·九鍼十二原》補所脫“實”“虛”二字。

不同形，各任其所爲。刺之要，氣至而有效。效之信，若風之吹雲，明乎若見蒼天，刺之道畢矣。

夫五藏六府所出之處，五藏五腧，五五二十五腧；六府六腧，六六三十六腧。經脉十二，絡脉十五，凡二十七氣以上下。所出爲井，所溜[1]爲滎，所注爲腧，所行爲經，所入爲合。二十七氣所行，皆在五腧也。

節之交，三百六十五會。知其要者，一言而終。不知其要，流散無窮。所言節者，神氣之所遊行出入也，非皮肉筋骨也。

睹其色，察其目，知其散復。一其形，聽其動靜，知其邪正。右主推之，左持而御之，氣至而去之。凡將用鍼，必先診脉，視氣之劇易，乃可以治也。

五藏之氣已絕于内，而用鍼者反實其外，是謂重竭，重竭必死也，其死也靜。治之者，輒反其氣，取腋與膺。

五藏之氣已絕于外，而用鍼者反實其内，是謂逆厥，逆厥則必死，其死也躁。治之者，反取四末。刺之害，中而不去則精泄，不[2]中而去則致氣。精泄則病益甚而恇，致氣則生爲[3]癰瘍。

五藏有六府，六府有十二原。十二原出于四關，四關主治五藏。五藏有疾，當取之十二原。十二原者，五藏之所以稟三百六十五節氣味也。五藏有疾也，應出十二原。十二原各有所出，明知其原，睹[4]其應，而知五藏之害矣。

陽中之少陰，肺也。其原出于太淵，太淵二。

陽中之太陽，心也。其原出于大陵，大陵二。

陰中之少陽，肝也。其原出于太冲，太衝二。

陰中之至陰，脾也。其原出于太白，太白二。

陰中之太陰，腎也。其原出于太溪，太溪二。

膏之原出于鳩尾，鳩尾一。

肓之原出于脖胦，脖胦一。

凡此十二原者，主治五藏六府之有疾也。脹取三陽，飱泄取三陰。

今夫五藏之有疾也，譬猶刺也，猶污也，猶結也，猶閉也。刺雖久，猶可拔

1　溜：原作“留”，據《靈樞·九鍼十二原》改。

2　不：原誤作“害”，據《靈樞·九鍼十二原》改。

3　爲：原脱，據《靈樞·九鍼十二原》補。

4　睹：原作“觀”，義近，然《靈樞·九鍼十二原》作“睹”，因改。

也。污雖久，猶可雪也。結雖久，猶可解也。閉雖久，猶可決也。或言，久疾之不可取者，非其説也。夫善用鍼者，取其疾也，猶拔刺也，猶雪污也，猶解結也，猶決閉也。疾雖久，猶可畢也。言不可治者，未得其術也。

刺諸[1]熱者，如以手探湯。刺寒清者，如人不欲行。陰有陽疾者，取之下陵三里，正往無殆，氣下乃止，不下復始也。疾高而內者，取之陰之陵泉；疾高而外者，取之陽之陵泉也。

一陽曰：前所謂易陳者，易言也。○難入者，難著于人也。○粗守形者，守刺法也。○上守神者，守人之血氣，有餘不足可補瀉也。○神客者，正邪共會也。○神者，正氣也。○客者，邪氣也。○在門者，邪循正氣之所出入也。○未睹其疾者，先知邪正何經之疾也。○惡知其原者，先知何經之病，所取之處也。○刺之微者，數遲者，徐疾之意也。

○粗守關者，守四肢而不知血氣正邪之往來也。○上守機者，知守氣也。○機之動，不離其空中者，知氣之虛實，用鍼之徐疾也。○空中之機，清淨以微者，鍼以得氣，密意守氣勿失也。○其來不可逢者，氣盛不可補也。○其往不可追者，氣虛不可寫也。○不可掛以髮者，言氣易失也。○扣之不發者，言不知補寫之意也。血氣已盡而氣不下也。○知其往來者，知氣之逆順盛虛也。○要與之期者，知氣之可取之時也。○粗之闇者，冥冥不知氣之微密也。妙哉！工獨有之者，盡知鍼意也。

○往者爲逆者，言氣之虛而小，小者逆也。○來者爲順者，言形氣之平，平者順也。○明知逆順，正行無問者，言知所取之處也。○迎而奪之者，寫也。追而濟之者，補也。○所謂虛則實之者，氣口虛而當補之也。○滿則泄之者，氣口盛而當寫之也。○宛陳則除之者，去血脉也。○邪勝則虛之者，言諸經有盛者，皆寫其邪也。○徐而疾則實者，言徐內而疾出也。○疾而徐則虛者，言疾內而徐出也。○言實與虛，若有若無者，言實者有氣，虛者無氣也。○察後與先，若亡若存者，言氣之虛實補寫之先後也，察其氣之已下與常存也。○爲虛與實，若得若失者，言補者必然若有得也，寫則怳然若有失也。○夫氣之在脉也，邪氣在上者，言邪氣之中人也高，故邪氣在上也。濁氣在中者，言水穀皆入于胃，其精氣上注于肺，濁溜于腸胃；言寒溫不適，飲食不節，

1　諸：原誤作“者”，據《靈樞·九鍼十二原》改。

而病生于腸胃，故命曰濁氣在中也。○清氣在下者，言清濕地氣之中人也，必從足始，故曰清氣在下也。

○鍼陷脉則邪氣出者，取之上。○鍼中脉則邪[1]氣出者，取之陽明合也。○鍼太深則邪氣反沉者，言淺浮[2]之病不欲深刺也。深則邪氣從之入，故曰反沉也。○皮肉筋脉各有所處者，言經絡各有所主也。○取五脉者死，言病在中，氣不足，但用鍼盡大寫其陰之脉也。○取三陽之脉者[3]，唯言盡瀉三陽之氣，令病人惟然不復也。奪陰者死，言取尺之五里，五往者也。○奪陽者狂，正言也。

觀其色，察其目，知其散復，一其形，聽其動靜者，言上工知相五色于目，有知調尺寸、小大、緩急、滑澀，以言所病也。○知其邪正者，知論虛邪與正邪之風也。○右主推之，左持而御之者，言持鍼而出入也。○氣至而去之者，言補寫氣調而去之也。○調氣在于終始。一者，持心也。節之交三百六十五會者，絡脉之滲灌諸節者也。

所謂五藏之氣已[4]絕于內者，脉口氣內絕不至，反取其外之病處與陽經之合，有留鍼以致陽氣，陽氣[5]至則內重竭，重竭則死矣。其死也，無氣以動，故靜。所謂五藏之氣已[6]絕于外者，脉口氣外絕不至，反取其四末之輸，有留鍼以致其陰氣，陰氣至則陽氣反入，入則逆，逆則死矣。其死也，陰氣有餘，故躁。○所以察其目者，五藏使五色循明，循明則聲章。聲章者，則言聲[7]與平生異也。

九變刺十二經刺五藏刺心法

一陽曰：九鍼之宜，各有所爲，長短大小，各有所施，不得其用，病弗能

1　邪：《靈樞·小鍼解》作“濁”。
2　浮：原誤作“深”，據《靈樞·小鍼解》改。
3　取三陽之脉者：《靈樞·小鍼解》作“取三脉者恇”。
4　已：原作“以”，據《靈樞·小鍼解》改。
5　陽氣：原脫，據《靈樞·小鍼解》補。
6　已：原作“以”，據《靈樞·小鍼解》改。
7　聲：原脫，據《靈樞·小鍼解》補。

移。○夫疾淺深鍼[1]，内傷良肉，皮膚爲癰。○病深鍼淺，病氣不寫，反[2]爲大膿。○病小鍼大，氣寫太甚，疾必爲害。○病大鍼小，氣不泄寫，亦復爲敗。失鍼之宜，大者寫，小者不移。

　　○夫病在皮膚常處者，取以鑱鍼于病所，膚白勿取。○病在分肉間，取以員鍼于病所。○病在經絡，痼痹者，取以鋒鍼。○病在脉，氣少當補之者，取之鍉鍼。于井滎分輸。病爲大膿者，取以鈹鍼。○病痹氣暴發者，取以員利鍼。○病痹氣痛而不去者，取以毫鍼。○病在中者，取以長鍼。○病水腫不能通關節者，取以大鍼。○病在五藏固居者，取以鋒鍼，瀉于井滎分輸，取以四時。

　　凡刺，又有九日應九變。○一曰輸刺。輸刺者，刺諸經滎輸、藏腧也。○二曰遠道刺。遠道刺者，病在上，取之下，刺府腧也。○三曰經刺。經刺者，刺大經之結絡經分也。○四曰絡刺。絡刺者，刺小絡之血脉也。○五曰分刺。分刺者，刺分肉之間也。○六曰大寫刺。大寫刺者，刺大膿，以鈹鍼也。○七曰毛刺。毛刺者，刺浮痹皮膚也。○八曰巨刺。巨刺者，左取右，右取左。○九曰焠刺。焠刺者，刺燔鍼則取痹也。

　　凡刺又有十二節，以應十二經。○一曰偶[3]刺。偶刺者，以手直心若背，直痛所，一刺前，一刺後，以治心痹。刺此者傍鍼之也。○二曰報刺。報刺者，刺痛無常處也。上下行者，直内無拔鍼，以左手隨病所按之乃出鍼，復刺之也。○三曰恢刺。恢刺，直刺傍之，舉之前後，恢筋急，以治筋痹也。○四曰齊刺。齊刺者，直入一，傍入二，以治寒氣小深者。或曰三刺，三刺者，治痹氣小深者也。○五曰揚刺。揚刺者，正内一，傍内四而浮之，以治寒氣之博大者也。○六曰直鍼刺。直鍼刺者，引皮乃刺之，以治寒氣之淺者也。○七曰輸刺。輸刺者，直入直出，稀發鍼而深之，以治氣盛而熱者也。○八曰短刺。短刺者，刺骨痹，稍搖而深之，致鍼骨所，以上下摩骨也。○九曰浮刺。浮刺者，傍入而浮之，以治肌急而寒者也。○十曰陰刺。陰刺者，左右率刺之，以治寒厥，中寒厥，足踝後少陰也。○十一曰傍鍼刺。傍鍼刺者，直刺、傍刺各一，以治留痹久居者也。○十二曰贊刺。贊刺者，直入直出，數發鍼而

1　疾淺深鍼：《靈樞·官鍼》作"病淺鍼深"。
2　反：原誤作"支"，據《靈樞·官鍼》補。
3　偶：原誤作"隅"，據《靈樞·官鍼》改。下同徑改。

淺之出血，是謂治癰腫也。

夫脉之所居深不見者，刺之微内鍼而久留之，以致[1]其空脉氣也。○脉淺者勿刺，按絕其脉乃刺之，無令精出，獨出其邪氣耳。○所謂三[2]刺則穀氣出，先淺刺絕皮，以出陽邪。再刺則[3]陰邪出者，少益深，絕皮致肌肉止[4]，未入分肉間也。已入分肉之間，則穀氣出。故《刺法》曰：始刺淺之，以逐邪氣而來血氣。後刺深之，以致陰氣之邪。最後刺極深之，以下穀氣，此之謂也。○故用鍼者，不知年之所加，氣之盛衰，虛實之所起，不可以爲工。

凡刺者又有五，以應五臟。○一曰半刺。半刺者，淺内而疾發鍼，無鍼傷[5]肉，如拔毛狀，以取皮氣。此肺之應也。○二曰豹文刺。豹文刺者，左右前後鍼之，中脉爲故，以取經絡之血者，此心之應也。○三曰關刺。關刺者，直刺左右盡筋上，以取筋痹，慎無出血，此肝之應也。或曰淵刺，一曰豈刺。○四曰合谷刺。合谷刺者，左右雞足鍼于分肉之間，以取肌痹，此脾之應也。○五曰輸刺。輸刺者，直入直出，深内之至骨，以取骨痹，此腎之應也。

《醫經小學》鍼法歌

海陵劉宗厚集，此書凡爲人子者不可不熟讀。

先説平鍼法，含鍼口内溫，按揉令氣散，掐[6]穴故教深。

持鍼安穴上，令他嗽一聲。隨嗽歸天部，停鍼再至人。

再停歸地部，待氣候鍼沉。氣若不來至，指甲切其經。

次提鍼向病，鍼退天地人。

先以揉按，令其氣散。次掐穴定力，重些最好。右手持鍼，安于穴上，隨令患者嗽一聲，左右用鍼，轉入天部，皮膚之間也。少時左右進至人部，肌肉之間也。再少時進至地部，筋骨之間也。凡穴當一寸許，如此作三次進之。

1　致：原误作“治”，據《靈樞·官鍼》改。

2　三：原作“五”，據《靈樞·官鍼》改。

3　則：原脱，據《靈樞·官鍼》補。

4　止：《靈樞·官鍼》無此字。

5　傷：原误作“陽”，據《靈樞·官鍼》改。

6　掐：《醫經小學》卷五“鍼法”作“陷”。義各不同，皆通。下文有“次掐穴定，力重些最好”，似以“掐”字義長。

大抵疼痛實瀉，麻痹虛補。《經》云：鍼法手如握虎，如待貴人。凡取穴手指，前哲又有八法。彈而怒之，迎而奪之，使經氣脹[1]滿，令邪氣散而正氣行也。循而捫之，隨而濟之，撫摩上下，見動脉之處，攝而按之，推而納之，以手指加力，按所鍼之穴，使邪氣泄而易散，病者不知其鍼。爪而下之，切而散之，方寸既見，其穴端正，使鍼易入不差，病人亦不知其痛。

補必隨經刺，令他吹氣頻。隨吹隨左轉，逐歸天地人。

待氣停鍼久，三彈更熨溫。出鍼口吸氣，急急閉其門。

瀉欲迎經取，吸則內其鍼。吸時須右轉，依次進天人。

轉鍼仍復吸，依法要停鍼。出鍼吹出氣，搖動大其門。

凡出鍼不可猛出，必須作兩三次，徐徐轉而出之，則無血。若猛出者，必見血也。有暈鍼者，奪命[2]穴救之。男左女右，取左不回，卻再取右，女亦然。此穴正在手膊上側筋骨陷中，即是蝦蟆兒上邊也。從肩至肘，正在[3]當中。凡刺之道，必須知禁忌。《經》云：毋刺渾渾之脉，熇熇之熱，漉漉之汗。如大風大雨，嚴寒盛暑，卑濕煩燥，便黑吐血，暴然失聽、失明、失意、失便溺、失神，及七情、五傷、醉飽，皆不可刺。乘車馬遠來，亦候氣血定，然後刺之。

太乙人神

立春艮上起天留，戊寅、己丑左足求。春分左脅倉門震，乙卯日見定爲仇。立夏戊辰、己巳巽，陰絡宮中左手愁。夏至上天丙午日，正值膺喉離首頭。立秋玄委宮右手，戊申、己未坤上游。秋分倉果西方兌，辛酉還尋右脅謀。立冬右足加新洛，戊戌、己亥乾位收。冬至坎方臨葉蟄，壬子腰尻下竅流。五臟六腑并臍腹，招遙諸戊己中州。潰治癰疽當須避，犯其天忌疾難瘳。

血忌

行鍼須明血忌，正丑三寅二未，四申五卯六酉，七辰八戌九巳，十亥十一月午，臘子更逢日閉。

---

1 脹：原誤作"腹"，據《醫經小學》卷五"鍼法"改。

2 命：原脫，據《醫經小學》卷五"鍼法"補。

3 在：原脫，據《醫經小學》卷五"鍼法"補。

逐年尻神

坤[1]踝尻神震齒牙,巽頭口乳并項差。中宮正作肩尻位,乾背那堪面目遮。兌宮手膊難砭灸,艮項腰間艾莫加。離宮膝肋鍼難下,坎肘都來肚腳家。

逐日人神[2]

初一十一廿一起[3],足拇鼻柱手小指。初二十二廿二會,外踝髮際外踝位。初三十三廿三間,股内牙齒足及肝。初四十四廿四走,腰間胃脘陽明手。初五十五廿五并,口内遍身足陽明。初六十六廿六同,手掌胸前又在胸。初七十七二十七,内踝氣冲及在膝。初八十八廿八辰,腕内股内更在陰。初九十九并廿九,在尻在足膝脛守[4]。初十二十三十日,腰背内踝足跌直[5]。逐日人神所在歌,一月一周須究覓。

禁鍼穴

禁鍼穴道要先明,腦户囟會及神庭。絡卻玉枕[6]角孫穴,顱囟承泣隨承靈。神道靈台膻中忌,水分神闕并會陰。橫骨氣衝手五里,箕門承筋并青靈。更加臂上三陽絡,二十二穴不可鍼。孕女不宜鍼合谷,三陰交内亦通倫。石門鍼灸應須忌,女子終身無妊娠。外有雲門并鳩尾,缺盆客主人莫深。肩井深時人悶倒[7],三里急補又還平。

禁灸穴

禁灸之穴四十五,承光瘂門及風府。天柱素髎臨泣上,睛明攢竹迎香數。禾髎顴髎絲竹空,頭維下關與脊中。肩貞心俞白環俞,天牖人迎共乳中。周榮淵腋并鳩尾,腹哀少商魚際位。經渠天府及中衝,陽關陽池地五會。隱白漏谷陰陵泉,條口犢鼻兼陰市。伏兔髀關委中穴,殷門申脉承扶忌。已上八款皆宗厚集。

1　坤:八卦之一,原書外加圈以示,今換用外加方框,提示爲八卦名。下同。

2　逐日人神:此歌見《醫經小學》卷五。《醫學統宗》采入後,或爲押韻,更改了若干句尾末字,無關宏旨,不逐一加注。

3　起:《醫經小學》卷五作"晷"。

4　守:《醫經小學》卷五作"後"。

5　直:《醫經小學》卷五作"覓"。

6　枕:原作"腕"。無"玉腕"穴名。《鍼灸問對》等明清書引此歌均作"枕",義長,據改。

7　倒:原作"到",據《醫經小學》卷五改。

《十四經發揮》經絡部穴圖[1]

手太陰肺經之圖　寅[2]

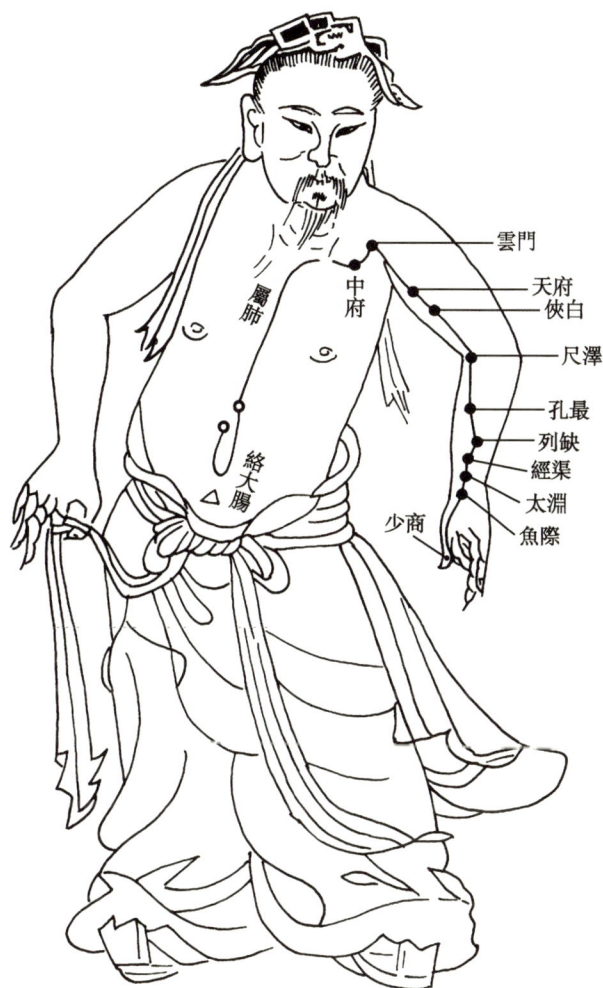

〔圖12　手太陰肺經〕

部穴歌

　　手太陰肺出中府，雲門之下一[3]寸許。雲門氣户傍二寸，人迎之下二骨數。

1　部穴圖：該書經絡部穴圖與元·滑壽《十四經發揮》近似，但部穴歌則似參考明·汪機《鍼灸問對》卷下"周身經穴相去分寸歌"、明·高武《鍼灸聚英》卷四"十四經步穴歌"改編而成。

2　寅：該書以地支名作爲十二經圖序號，但卻未遵守地支原順序，把"子、丑"兩圖放在最後。

3　一：原作"壹"。此後凡中文數字均用大寫，甚至連穴名中的數字也用大寫。此在古代鍼灸書中并不多見。本書中文數字一律不用大寫。下同。

天府腋下三寸求，俠白肘上五寸主。尺澤肘內約紋中，孔最腕上七寸取。列缺腕上寸有半，經渠寸口陷中爾。太淵掌後寸口頭，魚際大指節後舉。少商大指內側尋，二十二穴斟酌取。

手陽明大腸經之圖　卯

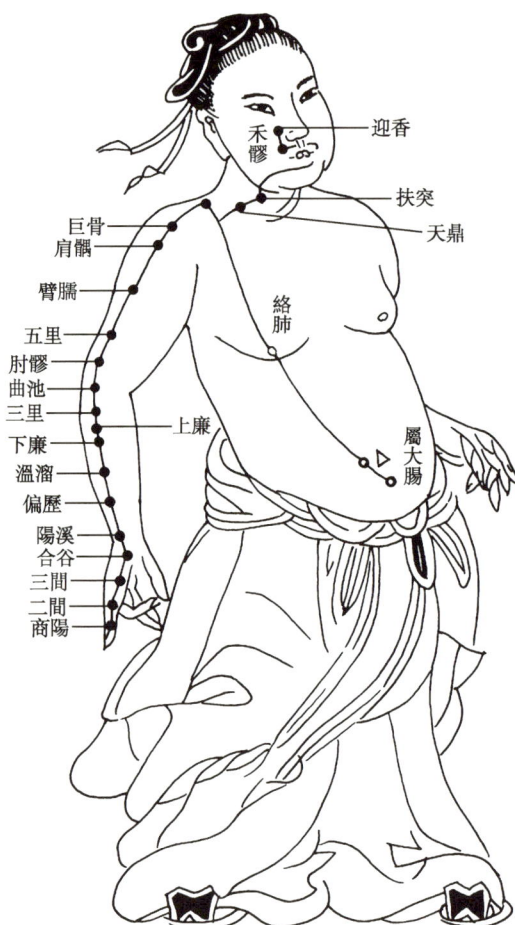

〔圖 13　手陽明大腸經〕

注：本經循行應從食指起，圖示有誤。為保存古籍原貌，未做改動。以下各圖均參此例。

部穴歌

陽明四十六大腸，食指內側起商陽。本節前取二間定，本節後取三間強。歧骨陷中尋合谷，陽溪腕中上側詳。腕後三寸走偏歷，歷上二寸溫溜當。下廉上廉各一寸，廉上一寸三里隍。屈肘紋尖曲池得，池下二寸三里塲[1]。肘髎大骨外廉陷，五里

---

[1] 池下二寸三里塲：此句原脫，則此后諸句皆不押韻。今據《鍼灸聚英》卷四補。

肘後三寸量。臂臑肘後[1] 七寸是，肩髃肩端兩骨當。巨骨肩端叉骨內，天鼎缺盆之上藏[2]。扶突[3] 氣舍後寸半。禾髎水溝[4] 五分傍。迎香禾髎上一寸，鼻孔兩邊五分堂。

足陽明胃經之圖　　辰

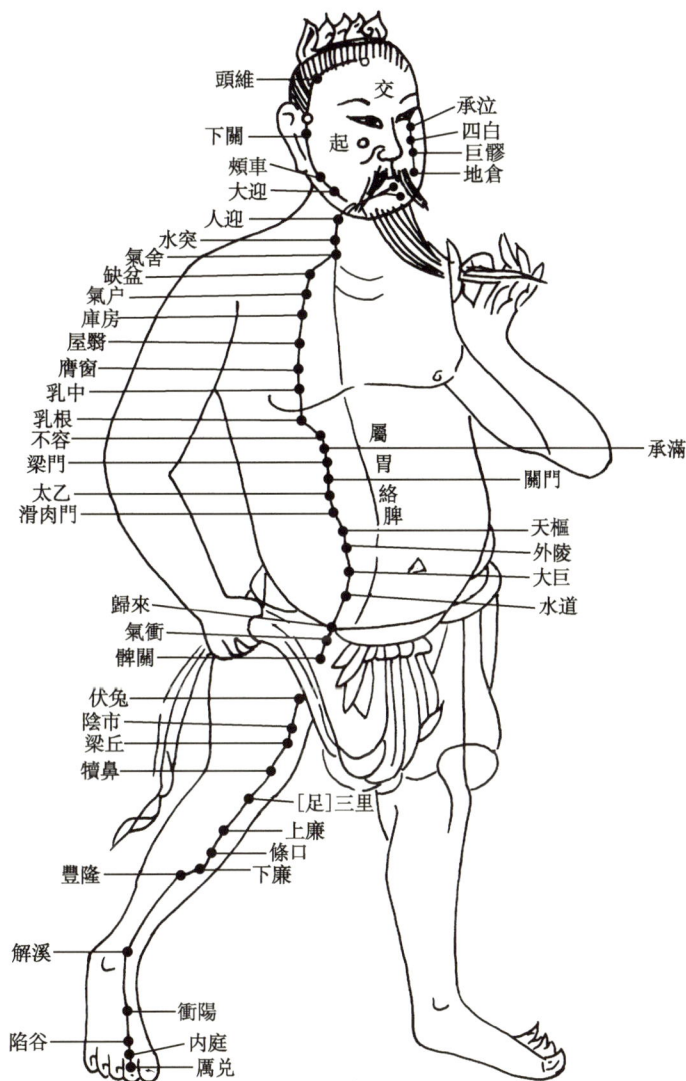

頭維
交
承泣
下關
起
四白
頰車
巨髎
大迎
地倉
人迎
水突
氣舍
缺盆
氣戶
庫房
屋翳
膺窗
乳中
乳根
不容
屬胃
承滿
梁門
絡脾
關門
太乙
滑肉門
天樞
外陵
大巨
水道
歸來
氣衝
髀關
伏兔
陰市
梁丘
犢鼻
[足]三里
上廉
條口
下廉
豐隆
解溪
衝陽
陷谷
內庭
厲兌

〔圖14　足陽明胃經〕

1　肘後：《鍼灸聚英》卷四作“髃下”。

2　藏：《鍼灸聚英》卷四作“鍼”，不押韻。

3　扶突：此下四句《鍼灸聚英》卷四作：“扶突曲頰下一寸，禾髎五分水溝旁。鼻孔兩旁各五分，左右二穴皆迎香。”

4　溝：原作“沛”，據《鍼灸聚英》卷四改。

部穴歌

胃九十穴足陽明，頭維本神寸五分。

下關耳前動脉是，頰車耳下八分鍼。

承泣目下七分取，四白一寸不可深。

巨髎孔傍八分定，地倉俠吻四分迎。

大迎頷前一寸三，人迎結傍各寸半。

水突在頸大筋前，直至氣舍上人迎[1]。

氣舍直下俠天突，缺盆橫骨陷中親，

氣户俞府傍二寸，至乳六寸又四分。

庫房屋翳膺窗近，乳中正在乳中心。

次有乳根出乳下，各一寸六不相侵。

穴俠幽門一寸五，是曰不容依法數。

其下承滿至梁門，關門太乙役頭舉。

節次續排滑肉門，各是一寸爲君語。

天樞俠臍二寸傍，外陵樞下一寸當。

一寸大巨三水道，道下二寸歸來將。

氣衝曲骨傍三寸，衝下一寸鼠鼷鄉。

髀關兔後交紋中，伏兔市上三寸強。

陰市膝上三寸許，梁丘二寸膝上量。

膝臏骱上尋犢鼻，膝眼四穴膝兩傍。

膝下三寸三里求，里下三寸名上廉。

條口上廉下一寸，條下一寸下廉當。

豐隆下廉外一寸，上踝八寸分明詳。

解溪衝陽上寸半，衝陽陷上三寸長。

陷谷内庭後寸半，内庭次指外間量。

厲兌大指次指端，去爪如韭胃經藏。

1　直至氣舍上人迎：此句原脱，後之歌訣遂不押韻。據《鍼灸聚英》卷四補此句。

足太陰脾經之圖　巳

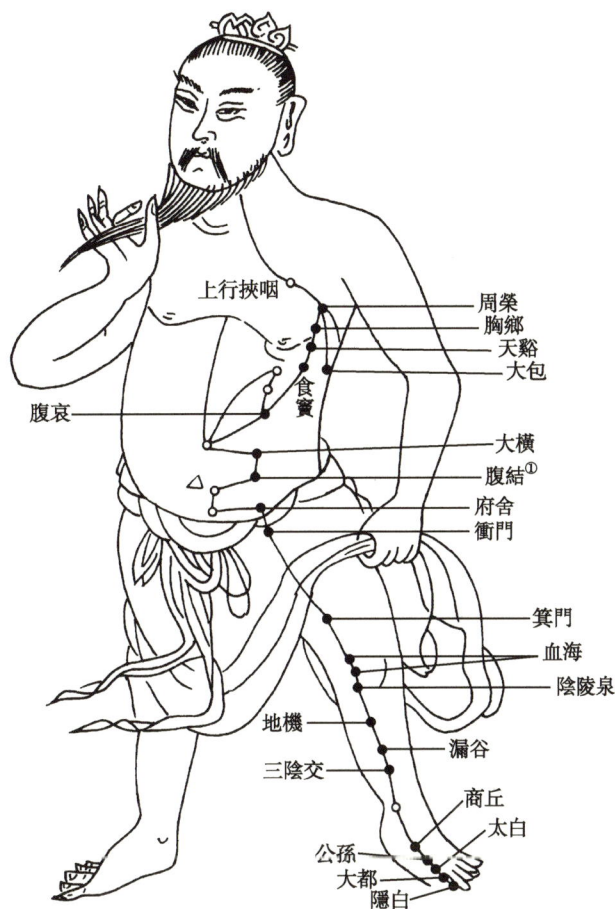

〔圖15　足太陰脾經〕
①腹結：原互乙，今據正文乙轉。

圖中標註（自上而下、自左而右）：

上行挾咽　周榮　胸鄉　天谿　大包　食竇　腹哀　大橫　腹結①　府舍　衝門　箕門　血海　陰陵泉　地機　漏谷　三陰交　商丘　太白　公孫　大都　隱白

部穴歌

脾四十二足太陰，足拇內側隱白侵。

大都節後陷中起，太白核骨下陷中。

公孫節後須一寸，商丘踝下陷中真。

踝上三寸三陰交，漏谷踝上方寸親。

膝下五寸名地機，陰陵內側膝輔際。

血海分明膝臏上，內廉肉際二寸記。

箕門血海上六寸，筋間動脉須詳諦[1]。

1　諦：原作"禘"，據《鍼灸聚英》卷四改。

衝門五寸大橫下，三寸三分尋府舍。

腹結橫下寸三分，大橫俠臍非所詐。

腹哀寸半日月傍，直與食竇相連亞。

食竇天溪又胸鄉，周榮各一寸六化。

大包淵腋下三寸，出九肋間當記掛[1]。

手少陰心經圖　午

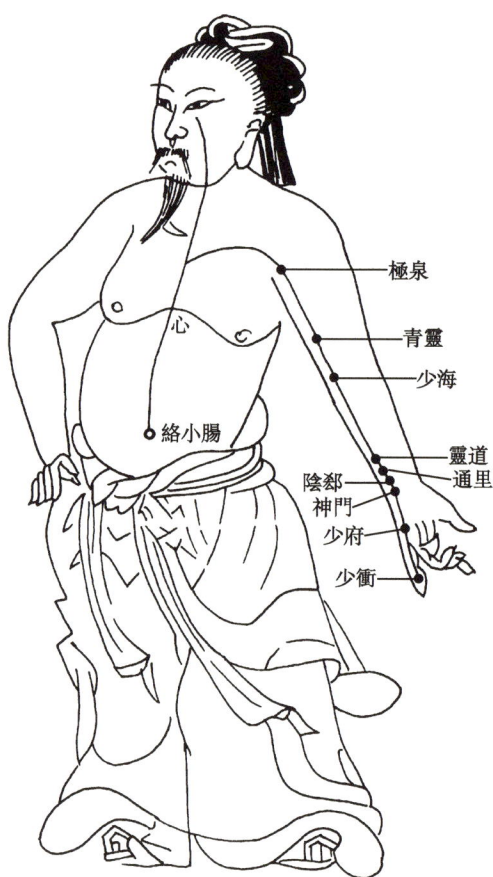

〔圖16　手少陰心經〕

部穴歌

少陰十八穴極泉，臂內腋下兩筋間。

青靈肘節上三寸，少海肘後五分端。

靈道掌後一寸半，通里腕後一寸占。

1　掛：原作"卦"，據文義改。

陰郄去腕後五分，神門掌後鋭骨中。

少府衝下勞宮對，小指内側取少衝。

手太陽小腸經之圖　未

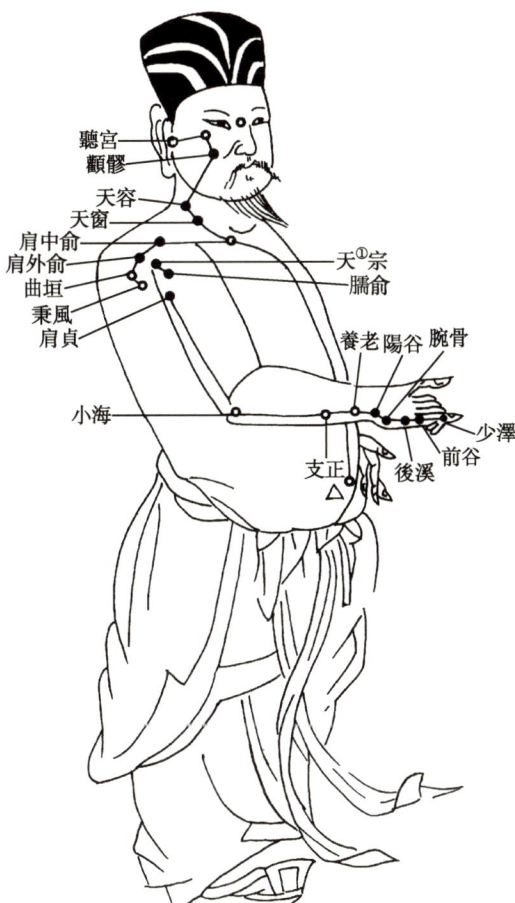

〔圖17　手太陽小腸經〕
①天：原誤作"大"，據正文改。

部穴歌

小腸小指端少澤，前谷外側節前索。

節後陷中尋後溪，腕骨陷前骨外側。

腕中骨下陽谷討，腕上一寸名養老。

支正腕後量五寸，小海肘端五分好。

肩貞在肩曲胛[1]下，臑俞胛上挾肩杳。

1　胛：原誤作"胸"，據《鍼灸聚英》卷四同句改。下同徑改。

天宗大骨下陷中，秉風髎後舉有空。

曲垣肩中曲胛下，肩外去脊三寸中。

肩中二寸大椎傍，天窗頰下動脉詳。

天容耳下曲頰後，顴髎面頄兌端量。

聽宮耳前如赤豆，三十八穴手太陽。

足太陽膀胱經之圖　申

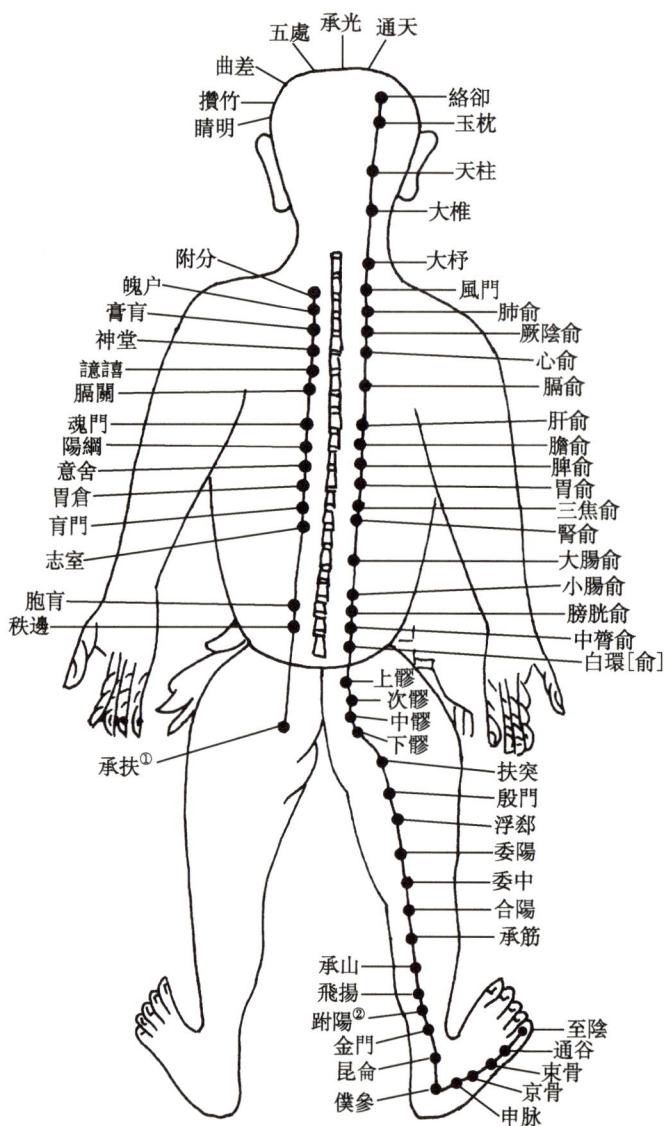

〔圖18　足太陽膀胱經〕

①承扶：原互乙，據正文乙轉。②跗陽：原作"付揚"，據正文改。

部穴歌

一百廿六膀胱經,目眥內角始睛明。

眉端陷中攢竹明[1],曲差二寸神庭伴。

五處挨排挾上星,承光五處後寸半。

通天絡卻一停勻,玉枕橫挾于腦戶。

尺寸當準《銅人經》[2],一寸三分相傍助。

天柱髮際大筋外,大杼在項一椎下。

挾脊相去寸五分,第一大杼二風門。

肺俞三椎心包四,心俞五椎之下論。

督俞膈俞相梯級,第六第七次第立。

第八椎下穴無有,肝俞相椎當第九。

十椎膽俞脾十一,十二椎下胃俞取。

三焦腎俞氣海俞,十三十四十五究。

大腸關元俞要量,十六十七椎兩傍,

十八椎下小腸俞,十九椎下尋膀胱。

中膂內俞椎二十,白環二十一椎當。

上髎次髎中與下,一空二空挾腰胯。

并同挾脊四個髎,載在《千金》人勿訝。

會陽在尾髎骨傍,尺寸相看督脉分。

第二椎下外附分,夾脊相去古法云。

先除脊後量三寸,不爾灸之能傷筋。

魄戶三椎膏肓四,四椎微多五椎上。

虛損灸之精神旺,第五椎下索神堂。

第六譩譆穴最強,膈關第七魂門九。

陽綱意舍依次數,胃倉肓門屈指彈。

椎看十二與十三,志室次之胞十九。

秩邊二十椎下詳,承扶臀上紋中央。

殷門承扶六寸直,浮郄一寸上委陽。

1　名:原作"明",據《鍼灸聚英》卷四改。

2　尺寸當準《銅人經》:此句原脫,導致此後韻腳錯亂。今據《鍼灸聚英》卷四補此句。

委陽卻與殷門并，膕中外廉兩筋鄉。

委中膝膕約紋里，此下三寸尋合陽。

承筋腨腸中央是，承山腨下分肉傍。

飛陽外踝上七寸，跗陽踝上三寸量。

金門正在外踝下，昆侖踝後跟骨傍。

僕參跟骨後陷是，申脉分明踝下容。

京骨外側大骨下，束骨本節後相通。

通谷本節前陷索，至陰小指外側尋。

足少陰腎經之圖　酉

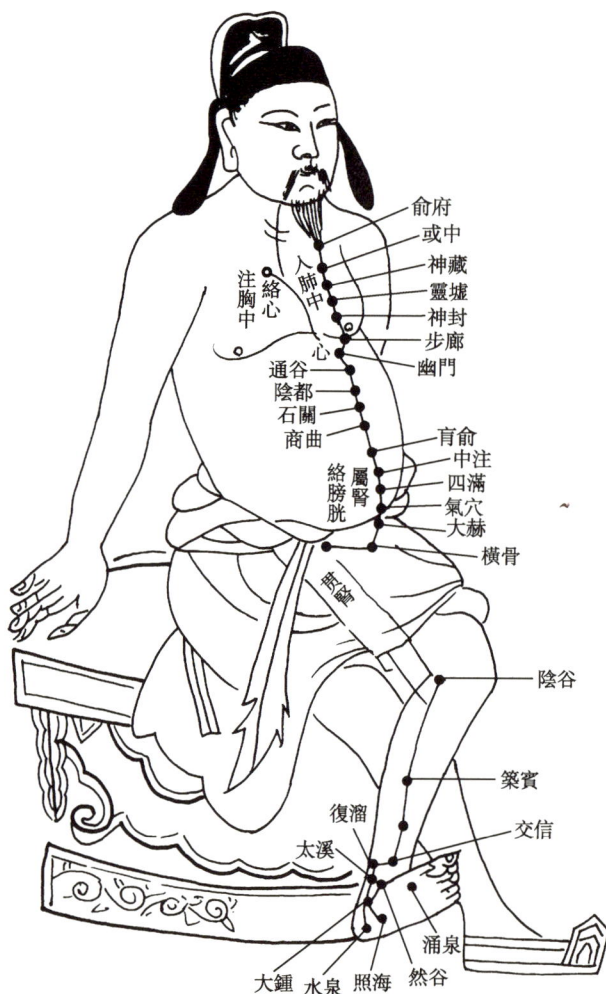

〔圖19　足少陰腎經〕

部穴歌

涌泉屈足卷指取，腎經起處須記起。

然谷踝前大骨下，踝後跟上太溪主。

溪下五分尋大鍾，水泉溪下一寸許。

照海踝下陰蹻生，踝上二寸復溜與。

溜傍筋骨取交信，築賓[1]六寸腨分取。

陰谷膝內輔骨後，橫骨有陷如仰月。

大赫氣穴四滿處，中注肓俞正俠臍。

每穴一寸逐乙數[2]，商曲石關上陰都。

通谷幽門一寸居，幽門半寸俠巨闕。

此去中行各二寸，步廊神封過靈墟。

神藏或中入俞府，各一寸六不差殊。

欲知俞府君當問，璇璣之旁各二寸。

1　賓：原作"臏"，據《黃帝明堂經》改。

2　每穴一寸逐乙數：此句《鍼灸問對》卷下作"五寸分作六穴隙"。《鍼灸聚英》卷四作"六穴五寸各一數"。

手厥陰心包經之圖　戌

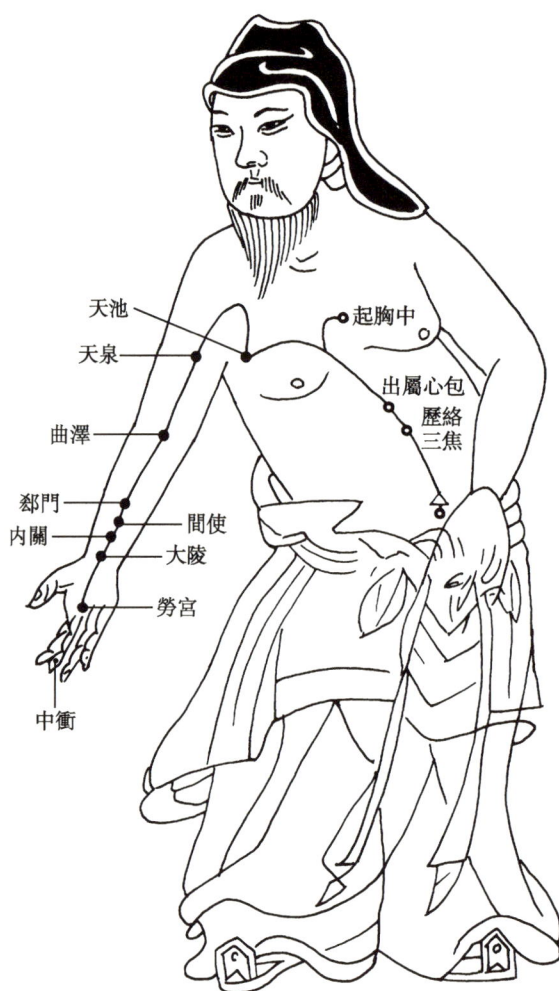

〔圖20　手厥陰心包經〕

部穴歌

心包穴共一十八，乳後一寸天池索。

天泉腋下二寸求，曲澤中紋動脉覺。

郄門去腕上五寸，間使掌後三寸逢。

內關去腕乃二寸，大陵掌後兩筋中。

勞宮掌內屈指取，中指之末是中衝。

手少陽三焦經之圖　亥

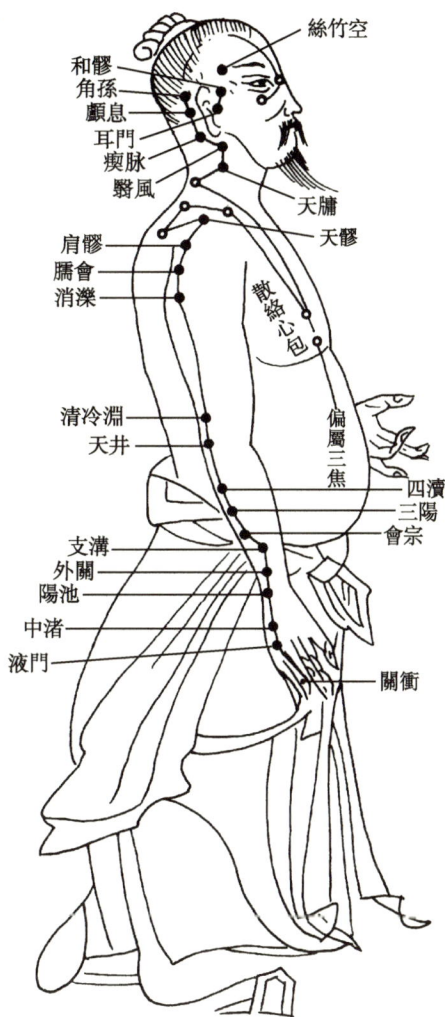

〔圖21　手少陽三焦經〕

部穴歌

三焦名指外關衝，小指次指間液門。

中渚次指本節後，陽池表腕上陷中。

腕上二寸外關絡，支溝腕上三寸約。

會宗三寸空中求，消詳五分毋令錯。

腕前四寸[1]臂大脉，此是三陽絡穴宅。

四瀆肘前五寸量，天井肘上一寸側。

肘上二寸清冷淵，消濼臂外肘外覺。

臑會肩頭去三寸，肩髎肩端臑上通。

1　腕前四寸:《鍼灸問對》卷下作"肘後五寸",《鍼灸聚英》卷四作"肘前五寸"。

天髎[1]盆上毖骨際，天牖傍頸後天容。
翳風耳後尖角陷，瘛脉耳後雞足青。
顱息耳後青脉内，角孫耳廓開口空。
絲竹眉後陷中看，和髎耳前兑髮横。
耳門耳前當耳缺，此穴禁灸説分明。

足少陽膽經之圖　子

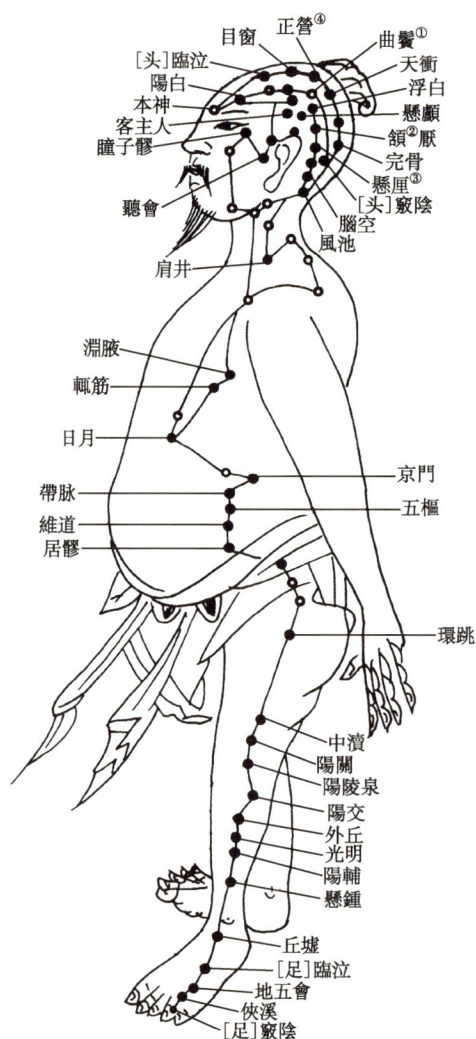

〔圖22　足少陽膽經〕

①曲鬢：原作"曲髮"，據正文改。②頷：原作"頜"，據正文改。③懸釐：此穴與完骨指示線末端重合，今參《鍼灸腧穴通考》修正。④營：原誤作"宮"，據正文"部穴歌"有"正營"穴名改。

1　髎：原作"膠"，無此穴。據《鍼灸聚英》卷四改。

部穴歌

少陽瞳子髎目外，耳前陷中尋聽會。

客主耳前開有空，懸顱正有曲角端。

懸釐腦空下廉揣，頷厭腦空上廉看。

曲鬢偃耳正尖上，率谷耳髮寸半安。

本神差傍一寸半，入髮際中四分算。

陽白眉上一寸取，記真瞳子睛明貫。

臨泣有穴當兩目，直入髮際五分屬。

目窗正營各一寸，承靈營[1]後寸五錄。

天衝耳上二寸居，浮白髮際一寸殊。

完骨耳後際四分，竅陰枕下動有空。

腦空正俠玉枕骨，風池後髮際陷中。

肩井骨前陷有空，淵液腋下三寸中。

輒筋淵前平寸半，日月期門下五分。

京門監骨下腰看，帶脉季肋寸八分。

五樞帶下三寸斷，維道章下五寸三。

居髎章下八寸三，環跳髀樞宛宛中。

兩手着腿風市攻，中瀆膝上五寸分。

陽關陽陵上三寸，陽陵膝下外一寸。

陽交外踝斜七寸，外丘踝上七寸正。

光明外踝上五分，陽輔踝上又四寸。

懸鍾三寸動脉中，丘墟踝前陷中出。

臨泣後俠溪寸半，五會小指次指本節後[2]。

俠溪小指歧骨間，竅陰小指次指端。

1　營：原誤作"宫"，此卽前句"正營"簡稱，據改。

2　五會小指次指本節後：此句字數超出。《鍼灸問對》卷下作"五會溪後一寸佯"。《鍼灸聚英》卷四作"地五會穴一寸求"。

足厥陰肝經之圖　丑

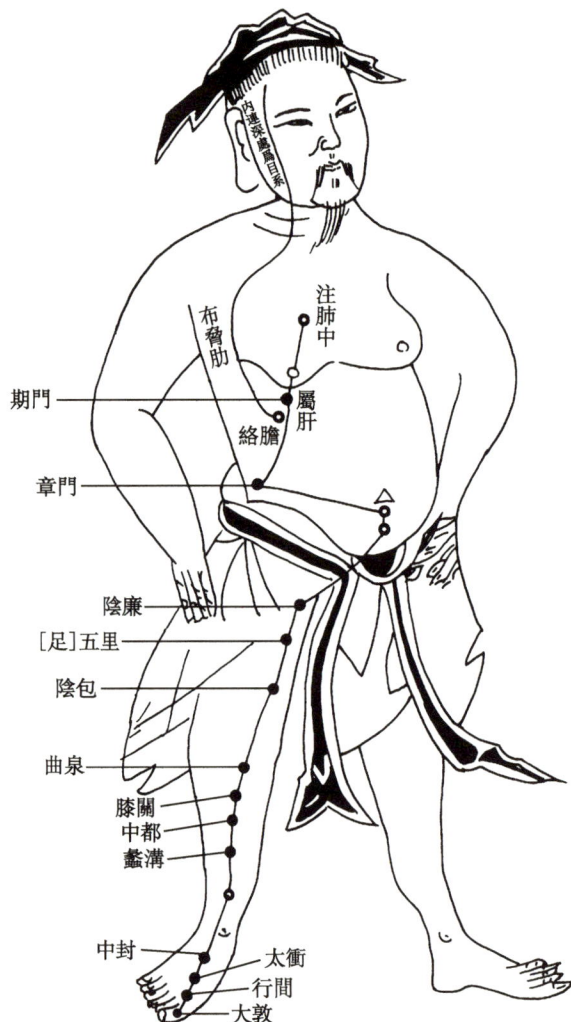

〔圖23　足厥陰肝經〕

部穴歌

大敦拇指看毛際，行間縫尖動脉處。

本節後二寸太衝，中封內踝前一寸。

蠡溝內踝上五寸，中部內踝上七寸。

膝關犢下二寸宮，曲泉紋頭兩筋中。

陰包膝臏上四寸，內廉陰間索其精。

五里氣衝下三寸，羊矢兩股三分下。

陰廉穴在橫紋胯,羊矢氣衝傍一寸。

股內橫紋有核見[1],分明有穴君記話,

章門臍上二寸量,橫取六寸看兩傍,

期門乳傍各寸半,直下寸半二肋詳。

督脉之圖

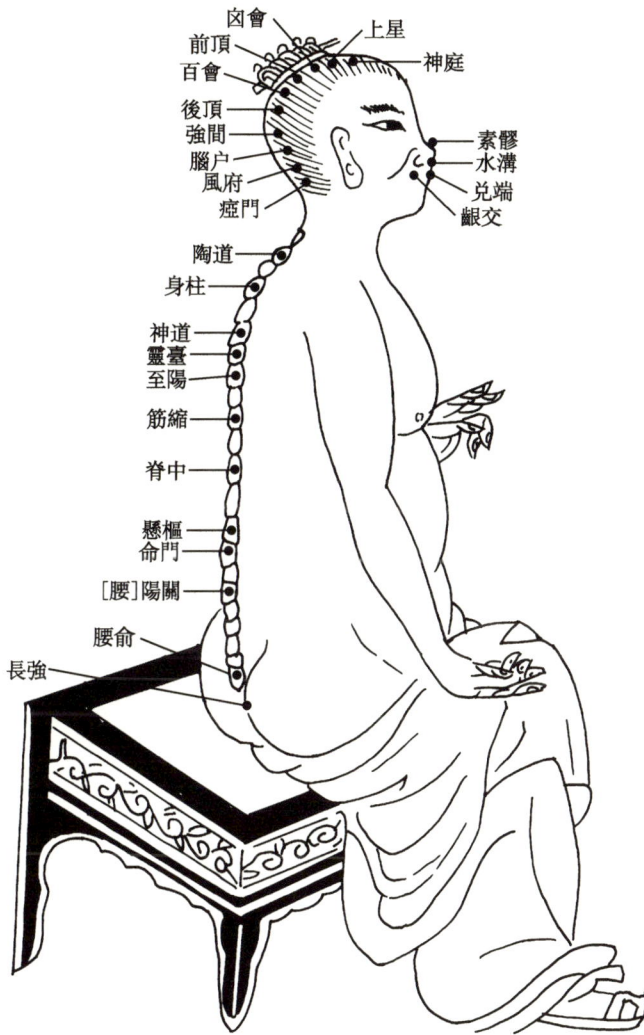

〔圖24 督脉〕

---

1 股內橫紋有核見:原文無此句,則此歌有一句爲單句。《鍼灸聚英》此處脫文较多,《鍼灸問對》此歌更接近本書,故據補此句。

部穴歌

齦交唇內齒縫中，兌端正在唇中央。

水溝鼻下紋中索，素髎宜向鼻端詳。

頭形地高面南下，先以前後髮際量。

平眉三寸定髮際，大杼三寸亦如是[1]。

分爲一尺有二寸，髮際五分神庭當。

庭上五分上星位，囟會星上一寸強。

會後前頂一寸半，寸半百會居中央。

神聰百會四面取，各開一寸風顛主[2]。

後頂強間腦戶三，相去各是寸半主。

後髮五分定瘂門，門上五分是風府。

上有大椎下尾骶，分爲二十有一椎[3]。

每椎一寸四分一，上之七節如是推。

中之七節依法量，一寸六分一釐強。

每椎一寸二分六，下之七節忒真詳。

大椎節下陶道知，身柱第三椎下居。

神道第五無足疑，靈臺第六至陽七。

筋縮第九椎下設，脊中接脊十一二，

懸樞命門十三四，陽關正在十六椎。

二十一椎腰俞窺，其下長強跌地取。痔疾鍼之效無比。

1　平眉……亦如是：《鍼灸聚英》卷四無此聯，此前“前後子午尺寸歌”亦無此聯。

2　風顛主：此後爲小字，然據內容，當爲大字，故改。

3　有一椎：此下《鍼灸聚英》卷四有“古來自有折量法，《靈樞》分明不可欺”。本子書前“前後子午尺寸歌”亦有此句。此下《鍼灸聚英》卷四諸句與本書多有差異，故此下有一句成單，缺少下聯。

任脉之圖

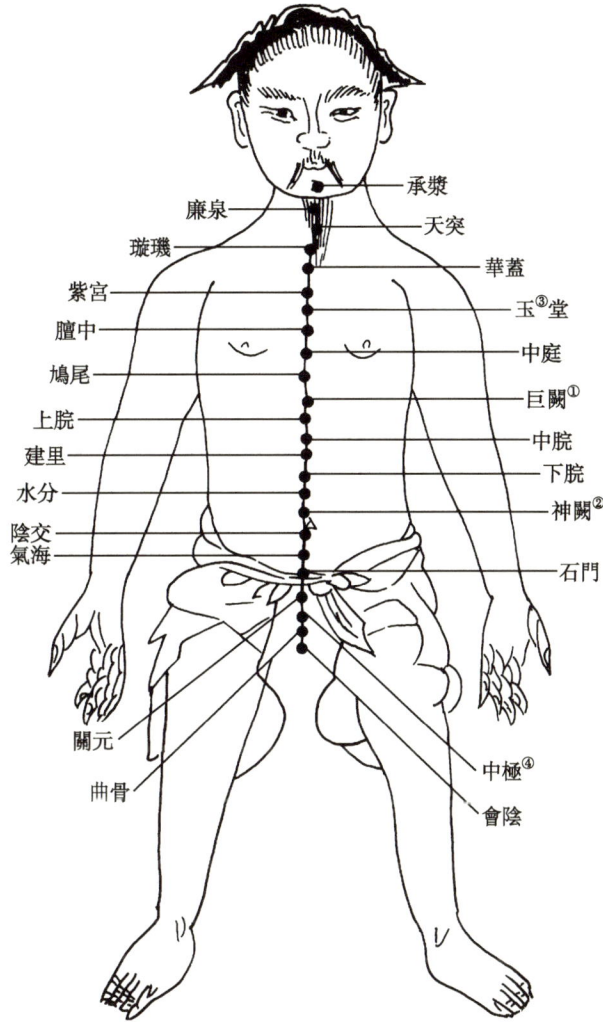

〔圖 25　任脉之圖〕

①闕：原作"關"，據正文改。②闕：原作"關"，據正文改。

③玉：原作"上"，據正文改。④極：原作"樞"，據正文改。

部穴歌

會陰正在兩陰間，曲骨臍下毛際安。

中極臍下四寸取，三寸關元二石門。

氣海臍下一寸半，陰交臍下一寸論。

分明臍內號神闕，水分一寸臍上列。

下脘建里中上脘，各穴一寸爲君説。

巨闕上脘一寸半，鳩尾蔽骨五分按。

中庭膻下寸六分，膻中兩乳中間看。

玉堂紫宮至華蓋，相去各寸六分算。

華蓋璇下一寸量，璇璣突下一寸當。

天突結下宛宛中，廉泉頷下骨尖强。

承漿地閣唇棱下，任脉二十四穴詳。

一陽曰[1]：鍼之爲道，充含靈造物之機，體化育生成之妙，豈可隘于篇章，妄謂盡其奧哉！須恆志求其所無，靜悟其所能，神而化之，存乎其人。

《醫學統宗·鍼經[2]》畢。

1　一陽曰：此下文字原爲小字，似利用空版面後補文字。今無需用小字，故改。

2　鍼經：此子書名與其書首《治病鍼法》不同，可視爲本子書的異名。

《醫學統宗》附滑氏《診家樞要》

海陵一陽子何東述 <small>海陵，泰州郡名。</small>

天下之事，統之有宗，會之有元，言簡而盡，事覈而當，斯爲至矣。百家者流，莫大于醫，醫莫先于脉。浮沉之不同，遲數之反類，曰陰曰陽，曰表曰里，抑亦以對待而爲名象焉，有名象而有統會矣。高陽生之七表、八里、九道，蓋鑿鑿也。求脉之明，爲脉之晦，或者曰：脉之道大矣，古人之言亦夥矣。猶懼弗及，而欲以此統會該之，不旣太簡乎？嗚呼！至微者脉之理，而名象著焉，統會寓焉。觀其會通，以知其典禮，君子之能事也。由是而推之，則溯流窮源，因此識彼，諸家之全，亦無遺珠之憾矣。

〔樞要玄言[1]〕

脉者，氣血之先也。氣血盛則脉盛，氣血衰則脉衰，氣血熱則脉數，氣血寒則脉遲，氣血微則脉弱，氣血平則脉治。又長人脉長，短人脉短，性急人脉急，性緩人脉緩。左大順男，右大順女。男子尺脉常弱，女子尺脉常盛，此皆其常也。反之者逆。

左右手配藏府部位

左手寸口，心、小腸脉所出。左關，肝、膽脉所出。左尺，腎、膀胱脉所出。命門與腎脉通。

右手寸口，肺、大腸脉所出。右關，脾、胃脉所出。右尺，命門、心包絡手心主。三焦脉所出。

五藏平脉

心脉浮大而散，肺脉浮澀而短，肝脉弦而長，脾脉緩而大，腎脉沉而軟滑。

心合血脉，心脉循血脉而行。持脉指法，如六菽之重，按至血脉而得者爲浮；稍稍加力，脉道粗者爲大；又稍加力，脉道闊軟者爲散。

肺合皮毛，肺脉循皮毛而行。持脉指法，如三菽之重，按至皮毛而得者爲

1　樞要玄言：原無。《明醫指掌》附刻時補入此名。

浮；稍稍加力，脉道不利爲澀；又稍加力，不及本位曰短。

肝合筋，肝脉循筋而行。持脉指法，如十二菽之重，按至筋，而脉道如箏弦相似爲弦；次稍加力，脉道迢迢者爲長。

脾合肌肉，脾脉循肌肉而行。持脉指法，如九菽之重[1]，按至肌肉，如微風輕颭柳梢之狀爲緩；次稍加力，脉道敦實者爲大。

腎合骨，腎脉循骨而行。持脉指法，按至骨上而得者爲沉；次重而按之，脉道無力爲濡；舉指[2]來疾，流利者爲滑。

凡此五藏平脉，要須察之，久久成熟，一遇病脉，自然可曉。《經》曰：先識經脉，而後識病脉，此之謂也。

四 時 平 脉

春弦、夏洪、秋毛、冬石，長夏四季脉遲緩。

呼吸浮沉定五藏脉

呼出心與肺，吸入腎與肝，呼吸之間，脾受穀味，其脉在中。心、肺俱浮，浮而大散者心，浮而短澀者肺。腎肝俱沉，牢而長者肝，濡而來實者腎。脾爲中州，其脉在中。

因指下輕重以定五藏

卽前所謂三菽、五菽[3]之重也。

三部所主　九候附

寸爲陽，爲上部，主頭項以下至心胸之分也。關爲陰陽之中，爲中部，主

---

1 重：原作“主”。據《明醫指掌》本改。

2 指：原誤作“止”，據《明醫指掌》本改。

3 五菽：前“五藏平脉”之心脉持脉指法有“六菽”重之説，疑誤。

臍腹胠脅之分也。尺爲陰，爲下部，主腰足脛股之分也。凡此三部之中，每部各有浮、中、沉三候，三而三之，爲九候也。浮主皮膚，候表及府。中主肌肉，以候胃氣。沉主筋骨，候里及藏也。

凡診脉之道，先須調平自己氣息。男左女右，先以中指定得關位，卻齊下前後二指。初輕按以消息之，次中按消息之，再重按消息之[1]，然後自寸、關至尺逐部尋究。一呼一吸之間，要以脉行四至爲率，閏以太息，脉五至爲平脉也。其有太過不及則爲病脉，看在何部，各以其部斷之。

凡診脉須要先識時脉、胃脉與府藏平脉，然後及于病脉。時脉謂：春三月六部中俱帶弦，夏三月俱帶洪，秋三月俱帶浮，冬三月俱帶沉。胃脉謂中按得之，脉和緩。府藏平脉，已見前章。凡人府藏脉既平，胃脉和，又應時脉，乃無病者也。反此爲病。

診脉之際，人臂長則疏下指，臂短則密下指。三部之內，大、小、浮、沉、遲、數同等，尺寸、陰陽、高下相符，男女左右，強弱相應，四時之脉不相戾，命曰平人。其或一部之內，獨大獨小，偏遲偏疾，左右強弱之相反，四時男女之相背，皆病脉也。凡病之脉[2]，見在上曰上病，在下曰下病，左曰左病，右曰右病。左脉不和，爲病在表，爲陽，在四肢；右脉不和，爲病在里，爲陰，主腹藏，以次推之。

凡取脉之道，理各不同。脉之形狀，又各非一。凡脉之來，必不單至，必曰浮而弦、浮而數、沉而緊、沉而細之類，將何以別之？大抵提綱之要，不出浮、沉、遲、數、滑、澀之六脉也。浮、沉之脉，輕手、重手取之也。遲、數之脉，以己之呼吸而取之也。滑、澀之脉，則察夫往來之形也。浮爲陽，輕手而得之也。而芤、洪、散、大、長、濡、弦，皆輕手而得之之類也。沉爲陰，重手而得之也。而伏、實、短、細、牢、實，皆重手而得之之類也。遲者，一息脉二至，而緩、結、微、弱，皆遲之類也。數者，一息脉六至，而疾、促，皆數之類也。或曰：滑類乎數，澀類乎遲，何也？然脉雖是，而理則殊也。彼遲、數之脉，以呼吸察其至數之疏數，此滑、澀之脉，則以往來察其形狀也。數爲熱，遲爲寒，滑爲血多氣少，澀爲氣多血少。

---

1 再重按消息之：原脱，據《明醫指掌》本補。

2 脉：原脱，據《明醫指掌》本補。

　　所謂脉之提綱，不出乎六字者，蓋以其足以統夫表里、陰陽、冷熱、虛實、風寒、燥濕、藏府、血氣也。浮爲陽，爲表，診爲風、爲虛。沉爲陰，爲里，診爲濕、爲實。遲爲在藏，爲寒，爲冷。數爲在府，爲熱，爲燥。滑爲血有餘，澀爲氣獨滯也。人一身之變，不越乎此。能于是六脉之中以求之，則痰疾之在人者，莫能逃焉。

　　持脉之要有三，曰舉、曰按、曰尋。輕手循之，曰舉；重手取之，曰按。不輕不重，委曲求之，曰尋。初持脉，輕手候之，脉見皮膚之間者，陽也，府也，亦心、肺之應也。重手得之，脉附于肉下者，陰也，藏也，亦肝、腎之應也。不輕不重，中而取之，其脉應于血肉之間者，陰陽相適，中和之應，脾、胃之候也。若浮、中、沉之不見，則委曲而求之，若隱若見，則陰陽伏匿之脉也。三部皆然。

　　察脉須識上下、來去、至止六字。不明此六字，則陰陽虛實不別也。上者爲陽，來者爲陽，至者爲陽。下者爲陰，去者爲陰，止者爲陰也。上者，自尺部上于寸口，陽生于陰也。下者，自寸口下于尺部，陰生于陽也。來者，自骨肉之分而出于皮膚之際，氣之升也。去者，自皮膚之際而還于骨肉之分，氣之降也。應曰至，息曰止也。

　　明脉須辯表、里、虛、實四字。表，陽也、府也。凡六淫之邪襲于經絡，而未入胃府及藏者，皆屬于表也。里，陰也、藏也。凡七情之氣，鬱于心腹之內，不能越散；飲食五味之傷，留于府藏之間，不能通泄，皆屬于里也。虛者，元氣之自虛，精神耗散，氣力衰竭也。實者，邪氣之實，由正氣之本虛，邪得乘之，非元氣之自實也。故虛者，補其正氣；實者，瀉其邪氣。經所謂邪氣盛則實，精氣奪則虛，此大法也。

　　凡脉之至，在筋肉之上，出于皮膚之間者，陽也、府也。行于肌肉之下者，陰也、藏也。若短小而見于皮膚之間，陰乘陽也。洪大而見于肌肉之下者，陽乘陰也。寸尺皆然。

脉 貴 有 神

　　東垣云：不病之脉，不求其神而神無不在也。有病之脉，則當求其神之有無，謂如六數七極，熱也[1]。脉中此中字，浮中沉之中。有力，言有胃氣。即有神矣，爲泄其熱；三遲二敗，寒也。脉中有力，説并如上。即有神矣。爲去其寒。若數極遲敗中，不復有力，爲無神也。將何所恃邪？苟不知此，而遽泄之去之，人將何以依而主耶？故《經》曰：脉者氣血之先。氣血者，人之神也。善夫！

脉陰陽類成

　　浮，不沉也。按之不足，輕舉有餘，滿指浮上，曰浮。爲風虛動之候，爲脹，爲風，爲痞，爲滿不食，爲表熱，爲喘。浮大，傷風鼻塞。浮滑疾，爲宿食。浮滑，爲飲。左寸浮，主傷風發熱，頭疼目眩及風痰。浮而虛遲，心氣不足，心神不安。浮散，心氣耗，虛煩。浮而洪數，心經熱。關浮，腹脹。浮而數，風熱入肝經。浮而促，怒氣傷肝，心胸逆滿。尺浮，膀胱風熱，小便赤澀。浮而芤，男子小便血，婦人崩帶。浮而遲，冷疝臍下痛。右寸浮，肺感風寒，咳喘清涕，自汗體倦。浮而洪，肺熱而咳。浮而遲，肺寒喘嗽。關浮，脾虛，中滿不食。浮大而澀，爲宿食。浮而遲，脾胃虛。尺浮，風邪客下焦，大便秘。浮而虛，元氣不足。浮而數，下焦風熱，大便秘。

　　沉，不浮也。輕手不見，重手乃得，爲陰逆陽鬱之候，爲實，爲寒，爲氣，爲水，爲停飲，爲癥瘕，爲脅脹，爲厥逆，爲洞泄。沉細爲少氣，沉遲爲痼冷，沉滑爲宿食，沉伏爲霍亂。沉而數內熱，沉而遲內寒，沉而弦心腹冷痛。左手沉，心內寒邪爲痛，胸中寒飲脅疼。關沉，伏寒在經，兩脅刺痛。沉弦，癖內痛。尺沉，腎藏感寒，腰背冷痛，小便濁而頻，男爲精冷，女爲血結。沉而細，脛痠陰癢，溺有餘瀝。右寸沉，肺冷，寒痰停蓄，虛喘少氣。沉而緊滑，咳嗽。沉細而滑，骨蒸寒熱，皮毛焦乾。關沉，胃中寒積，中滿吞酸。沉緊，懸飲。尺沉，病水，腰腳疼。沉細，下利。又爲小便滑，臍下冷痛。

　　遲，不及也。以至數言之，呼吸之間，脉僅三至，減于平脉一至也。爲陰盛陽虧之候，爲寒，爲不足。浮而遲，表有寒。沉而遲，里有寒。居寸，爲氣不足。居尺，爲血不足。氣寒則縮，血寒則凝也。左寸遲，心上寒，精神多慘。關遲，筋寒急，手足冷，脅下痛。尺遲，腎虛便濁，女人不月。右寸遲，肺感

1　也：原作"者"，據《明醫指掌》本改。

寒,冷痰氣短。關遲,中焦寒,及脾胃傷冷物不食。沉遲,爲積。尺遲,爲藏寒泄瀉,小腹冷痛,腰腳重。

數,太過也。一息六至,過平脉兩至也。爲煩滿,上爲頭疼上熱,中爲脾熱口臭,胃煩嘔逆。左爲肝熱目赤,右下爲小便黄赤,大便秘澀。浮數,表有熱;沉數,里有熱也。

虛,不實也。散大而軟,舉按豁然,不能自固,氣血俱虛之診也。爲暑,爲虛煩多汗,爲恍惚多驚,爲小兒驚風。

實,不虛也。按舉不絕,迢迢而長,動而有力,不疾不遲。爲三焦氣滿之候,爲嘔,爲痛,爲氣塞,爲氣聚,爲食積,爲利,爲伏陽在内。左寸實,心中積熱,口舌瘡,咽疼痛。實大,頭面熱風煩燥,體疼面赤。關實,腹脅痛滿。實而浮大,肝盛,目[1]暗赤痛。尺實,小腹痛,小便澀。實而滑,淋瀝莖痛,溺赤。實大,膀胱熱,溺難。實而緊,腰痛。右寸實,胸中熱,痰嗽煩滿。實而浮,肺熱,咽燥痛,喘咳氣壅。關實,伏陽蒸内,脾虛食少,胃氣滯。實而浮,脾熱,消中善饑,口乾勞倦。尺實,臍下痛,便難,或時下痢。

洪,大而實也。舉按有餘,來至大而去且長,騰上滿指,爲榮絡大熱,血氣燔灼之候;爲表里皆熱,爲煩,爲咽乾,爲大小便不通。左寸洪,心經積熱,眼赤,口瘡,頭痛,内煩。關洪,肝熱及身痛,四肢浮熱。尺洪,膀胱熱,小便赤澀。右寸洪,肺熱毛焦,唾粘咽乾。洪而緊,喘急。關洪,胃熱,反胃嘔吐,口乾。洪而緊,爲脹。尺洪,腹滿,大便難,或下血。

微,不顯也。依稀輕細,若有若無。爲氣血俱虛之候,爲虛弱,爲泄,爲虛汗,爲崩漏敗血不止,爲少氣。浮而微者,陽不足,必身惡寒。沉而微者,陰不足,主藏寒下利。左寸微,心虛,憂惕,榮血不足,頭痛胸痞,虛勞盜汗。關微,胸滿氣乏,四肢惡寒拘急。尺微,敗血不止,男爲傷精尿血,女爲血崩漏下[2]。右寸微,上焦寒痞,冷痰不化,中寒少氣。關微,胃寒氣脹,食不化,脾虛噫氣,心腹冷痛。尺微,藏寒泄瀉,臍下冷痛。

弦,按之不移,舉之應手,端直如弓弦。爲血氣收斂,爲陽中伏陰,或經絡間爲寒所滯,爲痛,爲瘧,爲拘急,爲寒熱,爲血虛,爲盜汗,爲寒凝氣結,爲

1　目:原作"月",不通,據《明醫指掌》本改。

2　血崩漏下:原作"血崩滯",《脉理存真》卷上作"血崩帶"。《明醫指掌》附刻本作"血崩漏下",故將"滯"改"漏下",皆血証也。

冷痹，爲疝，爲飲，爲勞倦。弦數，爲勞瘧。雙弦，脅急痛。弦長，爲積。左寸弦，頭疼心惕，榮傷，盜汗乏力。關弦，脅肋痛，痃癖。弦緊，爲疝瘕，爲瘀血。弦小，寒癖。尺弦，小腹痛。弦滑，腰脚痛。右寸弦，肺受寒，咳嗽，胸中有寒痰。關弦，脾胃傷冷，宿食不化，心腹冷痛，又爲飲。尺弦，臍下急[1]痛不安，下焦停水。

緩，不緊也。往來紆緩，呼吸徐徐，以氣血向衰，故脉體爲之徐緩爾。爲風，爲虛，爲痹，爲弱，爲疼。在上爲項強，在下爲脚弱。浮緩[2]、沉緩，血氣弱。左寸緩，心氣不足，怔忡多忘，亦主項背急痛。關緩，風虛眩虛[3]，腹脅氣結。尺緩，腎虛冷，小便數，女人月事多。右寸緩，肺氣浮，言語短氣。關緩，胃氣虛弱。浮緩，脾氣虛弱。不沉不浮，從容和緩，乃脾家本脉也。尺緩，下寒脚弱，風氣秘滯。浮緩，腸風泄瀉。沉緩，小腸感冷。

滑，不澀也。往來流利，如盤走珠，不進不退。爲血實氣壅之候，蓋氣不勝于血也。爲嘔吐，爲痰逆，爲宿食，爲經[4]閉。滑而不斷絕，經不閉；有斷絕者，經閉。上爲吐逆，下爲氣結。滑數，爲結熱。左寸滑，心熱。滑而實大，心驚舌強。關滑，肝熱，頭目爲患。尺滑，小便淋澀，尿赤，莖中痛。右寸滑，痰飲嘔逆。滑而實，肺熱，毛髮焦，隔壅咽乾，痰暈目昏，涕唾粘。關滑，脾熱，口臭及宿食不化，吐逆。滑實，胃熱。尺滑，因相火炎而引飲多，臍冷腹鳴，或時下利，婦人主血實氣壅，月事不通，若和滑，爲孕。

澀，不滑也。虛細而遲，往來極難，三五不調，如雨霑沙，如輕刀刮竹然，爲氣多血少之候。爲少血，爲無汗，爲血痹痛，爲傷精；女人有孕爲胎痛，無孕爲敗血痛。左寸澀，心神虛耗不安，及冷氣心痛。關澀，肝虛血散，肋脹脅滿，身痛。尺澀，男子傷精及疝，女人月事虛敗。若有孕[5]，主胎漏不安。右寸澀，脾弱不食，胃冷而嘔。尺澀，大便澀，津液不足，小腹寒，足脛逆[6]冷。《經》云：滑者傷熱，澀者中霧露。

1　急：原作“腹”，《脉理存真》卷上、《明醫指掌》附刻本均作“急”，義長，據改。
2　浮緩：《明醫指掌》附刻本此下有“爲風”二字。
3　虛：《脉理存真》卷上同，《明醫指掌》附刻本作“暈”，義長。
4　經：原誤作“輕”。據其下小字注改。
5　孕：原作“病”，《脉理存真》卷上同，《明醫指掌》附刻本作“孕”，義長，據改。
6　逆：原脫，《明醫指掌》附刻本、《脉理存真》卷上均有“逆”字，據補。

長，不短也。指下有餘而過于本位，氣血皆有餘也。爲陽毒内蘊，三焦煩鬱，爲壯熱。

短，不長也。兩頭無，中間有，不及本位，氣不足以前導其血也。爲陰中伏陽，爲三焦氣壅，爲宿食不消。

大，不小也。浮取之，若浮而洪；沉取之，大而無力。爲血虛，氣不能相入也。《經》曰：大爲病進。

小，不大也。浮沉取之，悉皆損小。在陽，爲陽不足；在陰，爲陰不足。前大後小，則頭疼目眩；前小後大，則胸滿氣短。

緊，有力而不緩也。其來勁急，按之長，舉之若牽繩轉索之狀。爲邪風激搏，伏于榮衛之間，爲痛，爲寒。浮緊，爲傷寒身疼。沉緊，爲腹中有寒，爲風癇。左寸緊，頭熱目痛，舌強。緊而沉，心中氣逆冷痛。關緊，心腹滿痛，脅痛，肋急。緊而盛，傷寒渾身痛。緊而實，痃癖。尺緊，腰腳臍下痛，小便難。右寸緊，鼻塞膈壅。緊而沉滑，肺實咳嗽。關緊，脾[1]腹痛，吐逆。緊盛，腹脹傷食。尺緊，下焦築痛。

弱，不盛也。極沉細而軟，怏怏不前，按之欲絕未絕，舉之即無，由精氣不足，故脈萎弱而不振也。爲元氣虛耗，爲萎弱不前，爲痼冷，爲關熱，爲泄精，爲虛汗。老得之順，壯得之逆。左寸弱，陽虛心悸，白汗。關弱，筋痿無力，婦人主產後客風面腫。尺弱，小便數，腎虛耳聾，骨肉痠痛。右寸弱，身冷多寒，胸中短氣。關弱，脾胃虛，食不化。尺弱，下焦冷痛，大便滑。

動，其狀如大豆，厥厥搖動，尋之有，舉之無，不往不來，不離其處，多于關部見之。動爲痛，爲驚，爲虛勞體痛，爲崩脱，爲泄利。陽動則汗出，陰動則發熱。

伏，不見也。輕手取之，絶不可見；重取之，附著于骨。爲陰陽潛伏，關膈閉塞之候。爲積聚，爲瘕疝，爲食不消，爲霍亂，爲水氣，爲榮衛氣閉而厥逆。關前得之爲陽伏，關後得之爲陰伏。左寸伏，心氣不足，神不守常，沉憂抑鬱；關伏，血冷，腰腳痛及脅下有寒氣；尺伏，腎寒精虛，疝瘕寒痛。右寸伏，胸中氣滯，寒痰冷積[2]；關伏，中脘積塊作痛及脾胃停滯；尺伏，臍下

---

1 脾：此下《學海類編》本有"寒"字，其他諸本無。

2 積：原作"精"，《明醫指掌》附刻本作"積"，義長，據改。

冷痛，下焦虛寒，腹中痼冷。

促，陽脉之極也。脉來數，時一止，復來者曰促，陽獨盛而陰不能相和也。或怒氣[1]逆上，亦令脉促。爲氣觕[2]，爲狂悶，爲瘀血發狂。又爲氣，爲血，爲飲，爲食，爲痰。蓋先以氣熱脉數，而五者或一有留滯乎其間，則因之而爲促，非惡脉也。雖然，加卽死，退則生，亦可畏哉！

結，陰脉之極也。脉來緩，時一止，復來者曰結，陰獨盛而陽不能相入也。爲癥結，爲七情所鬱。浮結爲寒邪滯經，沉結爲積氣在內。又爲氣，爲血，爲飲，爲食，爲痰。蓋先以氣寒脉緩，而五者或有一留滯于其間，則因[3]而爲結，故張長沙謂結促皆病脉。

芤，浮大而軟，尋之中空傍實，傍有中無，診在浮舉重按之間，爲失血之候。大抵氣有餘，血不足，血不能統氣，故虛而大，若芤之狀也。左寸芤，主心血妄行，爲吐，爲衄；關芤，主脅間血氣痛，或腹中疼痛，亦爲吐血目暗；尺芤，小便血，女人月事爲痛。右寸芤，胸中積血，爲衄，爲嘔；關芤，腸癰瘀血及嘔血不食；尺芤，大便血。又云：前大後細，脫血也。非芤而何？

革，與牢脉互換。沉伏實大，如鼓皮[4]曰革。氣血虛寒，革易常度也。婦人則半産漏下，男子則亡血失精。又爲中風寒濕之診也。

濡，無力也。虛軟無力，應手散細，如綿絮之浮水中，輕手乍來，重手卻去，爲血氣俱不足之候。爲少血，爲無血，爲疲損，爲自汗，爲下冷，爲痹。左寸濡，心虛易驚，盜汗短氣；關濡，榮衛不和，精神離散，體虛少力；尺濡，男爲傷精，女爲脫血，小便數，自汗多痁。右寸濡，關熱憎寒，氣乏體虛；關濡，脾弱物[5]不化飲食；尺濡，下元冷憊，腸虛泄瀉。

牢，堅牢也。沉而有力，動而不移，爲里實表虛，胸中氣促，爲勞傷。大抵其脉近乎無胃氣者，故諸家皆以爲危殆之脉。云亦主骨間疼痛，氣居于表。

疾，盛也。快于數而疾，呼吸之間脉七至，熱極之脉也。在陽猶可，在陰爲逆。

1　氣：原脫，據《明醫指掌》附刻本補。

2　觕：chù。《中華字海》：“同觸，見《廣韻》。”

3　因：原作“陰”，據《明醫指掌》附刻本改。

4　如鼓皮：《脉理存真》卷上同。《明醫指掌》附刻本作“按之如鼓”，義長。

5　弱物：原作“次”，不通，據《明醫指掌》附刻本改。

細，微[1]眇也。指下尋之，往來如線。蓋血冷氣虛，不足以充故也。爲元氣不足，乏力無精，内外俱冷，痿弱洞泄，爲憂勞過度，爲傷濕，爲積，爲痛，在内及在下。

代，更代也。動而中止，不能自還，因而復動，由是復止，尋之良久，乃復強起爲代。主形容羸瘦，口不能言。若不因病而人羸瘦，其脉代止，是一藏無氣，他藏代止，真危亡之兆也。若因病而氣血驟損，以致元氣不續，或風家痛家，脉見止代，只爲病脉。故傷寒家亦有心悸而脉代者，腹心痛亦有結澀止代不勻者。蓋凡痛之脉，不可準也。又妊娠亦有脉代者，此必二月餘之胎也。

散，不聚也。有陽無陰，按之滿指，散而不聚，來去不明，謾無根抵。爲氣血耗散，府藏氣絶。在病脉主虛陽不斂，又主心氣不足，大抵非佳脉也。

婦 人 脉 法

婦人女子，尺脉常盛，而右手大，皆其常也。若腎脉微澀，或左手關後尺内脉浮，或肝脉沉而急，或尺脉滑而斷絶不勻，皆經閉不調之候也。婦人脉三部浮沉正等，無他病而不月者，妊也。又尺數而旺者亦然。又左手尺脉洪大爲男，右手沉實爲女。又《經》云：陰搏陽別，謂之有了。尺内陰脉搏手，而其中别有陽脉也。陰陽相平，故能有子也。

凡女人天癸未行之時屬少陰，既行屬厥陰，已絶屬太陰。胎[2]産之病從厥陰。凡婦人、室女病寒，及諸寒熱氣滯，須問經事若何？凡産後須問惡露有無、多少。

小 兒 脉

小兒三歲以下，看虎口三關紋色。紫熱，紅傷寒，青驚風，白疳病，惟黃色隱隱，或淡紅隱隱爲常候也，至見黑色則危矣。其他紋色，在風關爲輕，氣關漸重，命關尤重也。及三歲以上，乃以一指按三關，寸關尺指三關。常以六七至

---

1 微：原作"爲"，不通，據《明醫指掌》附刻本改。
2 胎：原作"治"，據《明醫指掌》附刻本改。

爲率，添則爲熱，減則爲寒。若脉浮數，爲乳癇風熱，或五藏壅。虛濡爲驚風，緊實爲風癇，緊弦爲腹痛，弦急爲氣不和，牢實爲便秘，沉細爲冷。大小不勻祟脉。或小，或緩，或沉，或細，皆爲宿食不消。脉亂身熱，汗出不食，食卽吐，爲變蒸也。浮爲風，伏結爲物聚，單細爲疳勞。小兒但見憎寒壯熱，卽須問曾發班疹否？此大法也。

診 家 宗 法

浮沉：以舉按輕重言，浮甚爲散，沉甚爲伏。

遲數：以息至多少言，數甚爲疾，數止爲促。

虛實洪微：以虧[1]盈言，虛以統芤濡，實以該牢革，微以括弱。

弦緊滑澀，以體性言，弦甚爲緊，緩止爲結，結甚爲代，滑以統動。

長短：以部位之過不及言。

大小：以形狀言。

諸脉亦統之有宗歟！蓋以相爲對待者，以見曰陰曰陽，爲表爲里，不必斷斷然七表、八里、九道，如昔人云云也。觀《素問》、仲景書論脉處，尤可見取象之義。今之爲脉者，能以是觀之，思過半矣。於乎！脉之道大矣！而欲以是該之，不幾于舉一而廢百歟！殊不知至微者理也，至著者象也。體用一源，顯微無間，得其理則象可得而推矣。是脉也，求之于陰陽對待統系之間，則啓源而達流，因此而識彼，無遺策矣。

---

1 虧：原作“風”，據《明醫指掌》附刻本改。

《醫學統宗》附《醫書大略統體》

海陵一陽子何柬撰

《黄帝内經》

　　按：《内經》，軒岐書。原本十八卷，《素問》卽經之九卷，兼《靈樞》九卷，迺其數。軒岐至唐寶應間，約三千四百五十八年。世本傳蠹，文義舛訛。唐太僕王冰，夙志衛生，校旨責寄，乃彙集明經方彦。據隋全元起訓解，冰謂得先師張公所藏秘本參詳，歷十二年，臻要成帙。冰序經，文簡意博，理奥趣深。迨宋嘉祐，溯至唐二百九十五年，四民昧珍傳習，代復湮誤。時廷命林億等重校。億謂搜訪中外，裒集旬歲。斯經不幸，隘于儒云仁術不能并六經尊尚，賢者皆略而不及知，醫者自畫于不能知多，士遂罕窮研。古聖代天福民之典，世弊篾如。自宋迄今，五百餘載。精入道者，能咸融體用；偏執方者，悉故托幽深，罔知歷哲神聖功巧，不出經範，誠資生益壽之本宗也。

　　凡攻斯道明經，必先預知統體敬用。考自《上古天真論》，通《至真大要論》，共七十四篇，言天地陰陽變化，死生象候表兆，焕焕鬱鬱，粹緻精醇。七十五至八十一七篇，以至真至要之玄，爲云術云醫之典。啓對繁率，論次混淆，想斷簡殘篇，宋人補綴也。慎思明辨，涇渭自分。

　　其《靈樞》八十一篇，義備理微，廣敷博集。越人演其二三，合旨符經，并行不悖。劉温舒《論奥》[1] 三十條，成于元符己卯，亦可釋隱通玄。遺篇文雖近幻，窮理亦不相妨。若傷寒汗瘲，識證歸鈐等例，誕鑿難據。肆伏秋殺之機，忍賊春仁之造。若妄由之，誠萬世仲景之罪人也。道鍾神秘，壽夭攸懸。宋・史崧謂醫不讀《内經》，殺人毒于挺刃。人子不讀，亦爲不孝。恆志懇求者，毋甄世弊，畏難苟安，管見執方，小成自畫。務必棲心刻意，索隱探玄，質友詢師，會經尋注，全真導氣，利益無窮，釋縛脱艱，陰功不淺。夫壽親榮親，明道行道，迹殊理一，何必拘拘，謂登庸樞要而後爲學哉！一陽子稽首，叩首，願名公高士咸責世人體焉。洋溢中外，普運春仁，敢爲千載是仰。

　　一陽曰：軒岐經之濟生，卽孔孟道之植世，切務于人之水火粟帛也。告戒叮嚀，祈世珍尚，餘書自《難》《脉》以下，從約略節，剖白統體，不類此經鎖贅。

1　論奥：指北宋・劉温舒《素問入式運氣論奥》。劉温舒，原文誤作“劉舒温”，據原著乙正。

《黄帝素問白文》

嘉靖中，維揚鹽院朱兩崖翁梓行《内經》，召二醫校正謄錄訛字，不知所召者于經自來未識，妄稟刪去小注，白文易讀誤。今板存兩淮運司刷訂。文人引贊，昧啓玄子序云：精勤博訪，并有其人，歷十二年，方臻理要。今白文傳習，是令瞽人冥行。上古文字句讀，皆不能辯，近負柏臺[1]之仁，遠虚王氏之志。稟刪去小注者，其今古之罪人乎！

《素問鈔》

考滑氏傳：伯仁許襄城人，性警敏，習儒于韓説先生，日記千餘言，操筆爲文辭，有思致。師王居中，讀《素問》終卷，迺進請其師曰：經之爲説備矣，篇次無緒，錯簡不一，理奥義深，讀者便不易曉，愚雖不敢謂剪其繁蕪，而實撮其樞要。乃分鈔資學，誠歷代哲人之所未備。其臟象、經度、脉候、病能、攝生、論治、色診、鍼刺、陰陽、標本、運氣彙萃一十二條，井井秩秩，約文敷暢，至當歸一，理有條貫，義自昭然。而祁門汪機，續引王注，間附己意，啓蒙易悟，運氣欲考，珠貫備細，陋試頗詳。但注機序鈔不工，如抛磚引玉之言，鄙俚淺俗，疑續注微意，恐非機筆。予有師識西泉潘子者，昔年持《素問》相與尋繹，亦嘗尋章逐句，因文論之輕重，順啓對之淺深，通經草創。潘攜去錄真，不意天不假潘壽，人亡經失，時欲復正，惰邁力衰，姑記《上古天真》一篇，略節錄，附以見中年志用之懇云。

《上古天真論提掇》一篇

黄帝坐明堂，臨觀八極，考建五常。此三句出《五運行大論》，引爲篇首。乃問于天師曰：余聞上古之人，春秋皆度百歲，而動作不衰；今時之人，年半百而動作皆衰者，時世異耶？人將失之耶？岐伯對曰：上古有真人者，提挈天地，

1　柏臺：御史臺別稱。此處代稱刊刻此書的御史朱兩崖。朱氏名廷立（1492—1566），號兩崖，明大臣，嘉靖八年（1529）官兩淮巡鹽御史。

把握陰陽，呼吸精氣，獨立守神，肌肉若一，故能壽敝天地，無有終時[1]，此其道生。中古之時，有至人者，淳德全道，和于陰陽，調于四時，去世離俗，積精全神，遊行天地之間，視聽八達之外，此蓋益其壽命而強者也，亦歸于真人。其次有聖人者，處天地之和，從八風之理，適嗜欲于世俗之間，無恚嗔之心，行不欲離于世，被服章，舉不欲觀于俗，外不勞形于事，內無思想之患，以恬愉爲務，以自得爲功，形體不敝，精神不散，亦可以百數。其次有賢人者，法則天地，象似日月，辯列星辰，逆從陰陽，分別四時，將從上古，合同于道，亦可使益壽而有極時。此是本篇尾，今提掇爲岐伯答帝之言，此説有條理。

　　夫上古聖人之教下也，皆謂之虛邪賊風，避之有時，恬淡虛無，真氣從之，精神內守，病安從來。是以志閑而少欲，心安而不懼，形勞而不倦，氣從以順，各從其欲，皆得所願。故美其食，任其服，樂其俗，高下不相慕，其民故曰樸。是以嗜欲不能勞其目，淫邪不能惑其心，愚智賢不肖不懼于物，故合于道。所以能年皆度百歲而動作不衰者，以其德全不危也。今時之人不然也，以酒爲漿，以妄爲常，醉以入房，以欲竭其精，以耗散其真，不知持滿，不時御神，務快其心，逆于生樂，起居無節，故半百而衰也。

　　帝曰：人年老而無子者，材力盡耶？將天數然也？岐伯曰：女子七歲，腎氣盛，齒更髮長。二七天癸至，任脉通，太冲衝脉盛，月事以時下，故有子。三七腎氣平均，故牙生而長極。四七筋骨堅，髮長極，身體盛壯。五七陽明脉衰，面始焦，髮始墮。六七三陽脉衰于上，面皆焦，髮始白。七七任脉虛，太衝冲脉衰少，天癸竭，地道不通，故形衰而無子也。丈夫八歲腎氣實，髮長齒更。二八腎氣盛，天癸至，精氣溢寫，陰陽和，故能有子。三八腎氣平均，筋骨勁強，故其牙生而長極。四八筋骨隆盛，肌肉滿壯。五八腎氣衰，髮墮齒槁。六八陽氣衰竭于上，面焦，髮鬢頒白。七八肝氣衰，筋不能動，天癸竭，精少，腎臟衰，形體皆極。八八則齒髮去。腎者主水，受五臟六腑之精而藏之，故五臟乃能寫。今五臟皆衰，筋骨解墮，天癸盡矣，故髮鬢白，身體重，行步不正，而無子耳。

　　帝曰：有其年已老而有子者，何也？岐伯曰：此其天壽過度，氣脉常通，而腎氣有餘也。此雖有子，男不過盡八八，女不過盡七七，而天地之精氣皆竭

1　時：原作“始”，據《素問·上古天真論篇》改。

矣。帝曰：夫道者，年皆百歲，能有子乎？岐伯曰：夫道者，能卻老而全形，身年能壽，能生子也。

《難經》

《難》之爲書，逦秦越人摘古經，并《素》《靈》精萃，切治生之急務者，演八十一條，爲醫道之綱領。歷哲注釋，滑氏居優。今夫學者，若徒能誦記，而不從師討論，恆志潛心，白首不能入其堂室。愚三月荒疏，胸中似生荆棘。其經文字句，前人略而未釋者，又僭妄補遺，文義備載《難經》各條下，不敢復贅。

《圖注難經》

逦四明張世賢，襲取紀天錫、袁坤厚、虞庶舊章，斷簡殘文，淺附己意，欺爲新撰。維揚運司梓行，失旨處頗多，合義處亦有。初學取觀，亦爲少助。若許之盡是不可，斥之盡非亦不可也。學者久味造深，朱紫自辯。

《圖注脉訣》

張世賢《圖注脉訣》，首填西晉王叔和撰，渠昧非王氏之筆，已自呈露矣。前《難經》竊取舊章，圖冗板多，欲以《脉訣》配經。緣《脉訣》詞直義淺，無疑用釋。若不妄加牽合附會，則板葉與《難經》多寡不稱。卻竊僞《潔古藥注[1]》全文，紊陳圖局，鋪敍相耦，以爲己撰。欺文人作序，誣譽于一時，而實迹遺陋于後日，嗟哉！張氏子乎！《脉訣》已昧爲王氏[2]之書，而《藥注》又妄記張氏[3]之作。夫《難經》襲訛，明者自正，有舛于學，無害于人。今《藥注》妄引，俾初學脉理疑似，施治浪率，其傷人可勝計哉！夫《脉訣》相傳衛生，而世賢謬傳戕生，罪于世賢何誅？且陰陽造化不測之謂神，脉理變化不測，肖陰陽之神神也，烏可按圖索驥，而謂可盡述其神哉！縉紳達彦，取王氏真《脉經》

---

1 潔古藥注：此卽下文《張潔古藥注脉訣》。
2 王氏：指晉·王叔和。王氏僅著《脉經》，後世將南朝高陽生撰《脉訣》托名王叔和撰。
3 張氏：指《張潔古藥注脉訣》作者金·張元素、元·張璧。

參之，則世賢知醫乎？否乎？襲舊章惑世誣譽乎？否乎？予過斥乎？否乎？
美惡自彰彰矣。庸才豈敢吹毛方人，但重天畀[1]之生，命乃世人所貴，僭爲
之辯。

《張潔古藥注脉訣[2]》

此非易水老子張元素潔古之筆，乃通醫好事者，竊王氏《脉經》平人下部
尺脉，用鍼藥兩治之説，引伸觸類而妄爲之者。潔古當時名重，人托爲之。學
者不可偏見固執，信爲真書永式。若人脉理果能精按不忒，廣野罝[3]兔，幸投
一二，否則絶人長命，流禍無窮。然今人于脉，指下昧者，比比皆然。疑似之
脉，不能枚舉。晉王叔和自序《經》云：脉理精微，其體難辯，洪、緊、浮、芤，
展轉相類，在心易了，指下難明。以沉爲伏，則方治永乖；恃緩作遲，則危殆
立見。致微痾成膏肓之災，俾滯固絶振起之望。是以俗醫知有《陶氏六書》，
而不知有仲景。譬知有時文，而不知有經史。其過一律也。昔人確論，謂考
潔古《藥注》，疑其草率，姑立章旨義例，未及成書也。今所見者，往往言論于
經不相涉，且無文理。潔古平昔著述極醇，正此絶不相似，不知何自，遂乃板
行，反爲先生之累。豈好事者爲之，而托爲先生之名耶？要知後來東垣、謙
甫、海藏輩，皆不及見。若見必當與足成其説，不然回護之，不使輕易流傳也。
庸陋援古證今，以見其的。

《高陽生脉訣》

非晉・王叔和真書。王氏《脉經》十卷，總九十七篇。昔人謂劉三點《脉
訣》出，而叔和經之名猶在，及托叔和《脉訣》行，而經之理遂微。後經亡世遠，

1　畀：原作"昇"，未檢得此字。考本書此字多處出現，組詞"天畀"，卽上天給予之義，
　　"昇"乃"畀"的形誤。
2　張潔古藥注脉訣：該書元刻本全稱爲《潔古老人補注脉訣》，金・張元素注，元・張璧述。
　　十卷。元代醫家卽多有引用。何柬謂爲僞書，乃一家之見。
3　罝：《中華字海》："jū音居。捕捉兔子的網，也泛指捕鳥獸的網。《詩・周南・兔罝》：'肅
　　肅兔罝，施于中林。'"

人復口熟《脉訣》以爲能，奚從心究其經之爲理。古人歷言其詞之鄙俚，然亦有資于初學。先賢亦許"掌後高骨爲關"之句穩當，而彦修因"冷生氣"一句，痛斥其非，亦方人太過也。然自"左心小腸肝膽腎"云云，高陽生撰。"欲測病兮死生"云云，通真子劉元賓撰。讀王氏《脉經》，不辯自明。

又考宋紹定四年辛卯秋九月二十五日，東陽柳贄[1]有辯，疑謂宋之中世，始次爲韻語，取使講習，摭其條肄，而忘其根節。

龍興路醫學教授謝縉翁云云：今稱王叔和《脉訣》者，不知起于何時，惟陳無擇《三因方》序云："六朝時有高陽生者，剽竊作歌訣，劉元賓從而和之。"

宋·朱晦翁于慶元初跋郭長陽醫書，謂俗間所傳《脉訣》，詞最鄙俚，非叔和本書。

宋神宗熙寧寧初，陳孔碩序云：《脉訣》出而《脉經》隱。

《王氏脉經》

熙寧元年七月十六日，高保衡、林億、王安石等，承詔典校古今方書。所校讎中，《脉經》一部，乃王叔和之所撰集也。叔和，西晉高平人，性度沉靖，尤好著述，博通經方，精意診處，洞識修養之道。考其行事，具唐·甘伯宗《名醫傳》中。觀其書，敘陰陽表里，辯三部九候，分人迎、氣口、神門，調[2]十二經、二十四氣、奇經八脉，以舉五臟六腑、三焦、四時之痾，若網在綱，有條而不紊。使人占外以知內，視死而別生，爲至詳悉，咸可按用。其文約，其事詳。其爲書一本《黃帝內經》，輔以扁鵲、仲景、元化之法。奇怪異端，不經之說，叔和不取。是以歷千百年而傳用無毫髮之失。和以脉理精微，其體難辯，況有數候俱見，異病同脉之惑[3]，專之指下，不可以盡隱伏，而乃廣述形證虛實，詳明聲色王相，以此參伍，決死生之分，故得十全，無一失之謬。自晉室東渡[4]，南北限隔，天下多事，于養生之書，實未遑暇。好事之人，僅有傳者。今考《素問》《九墟》《靈樞》《太素》《難經》《甲乙》、仲景之書，并《千金方》及《翼》，

1　柳贄：南宋人，曾爲《脉經》作序（見元泰定四年刊本）。後世脉書或引此名作"柳貫"。
2　調：宋·高保衡等《校定脉經序》作"條"。
3　惑：原作"感"，據宋·高保衡等《校定脉經序》改。
4　渡：原作"度"，據改同上。

以校正爲十卷，總九十七篇。施之于人，占外知内，視死别生，無待飲上池之水矣。此是《脉經》序[1]，述以取證。

《太素脉訣》

《太素脉訣》，其文私相傳録，秘習日久，得之者隱爲琛玩。至盧陵彭用光，其授有自，亦由恆志懇造之真確，而又不隘爲己私，遂公于梓行。其論命宮財帛、兄弟田宇、男女奴僕、妻財疾厄、遷移官禄、福德行藏，按五行分格局，四時五臟，生剋制化，委曲有條。其間或有井井刻應，亦理之不可謂其必無者。但五運時行，民病之治，大過不及，爲一定之説，執其年必有如斯之病，執其治必用如此方，似有大疵。夫天之運氣，人之病情，千緒萬端，焉能固而爲一？于中不無有刻舟求劍之惑，令人盡信書則不如無書也。昔曾聞知者云：《太素》鉤玄精妙之微，望、聞、問、切之巧，非泥于篇章言語形容者，要智巧融貫，因時隨寓而理會之。業《素》《靈》高士，暇而推之，亦可有資生剋識見。

予陋其某年運氣，定有某病，定要用某藥之失，豈無引證，肆于方人。予曾授受一運氣歌曰：

風應庚兮火應丁，寒居甲地暑居辛。

燥當丙位分符合，濕化須當向乙侵。

據此歌，焉有某年運氣，普天之下，人俱有瘡瘍、淋、氣喘嗽？某年運氣，率土之濱，人俱有黃疸、衄衊？某年人俱有瘧、痢、寒中？夫物之不齊，物之情；四時感觸之不同，四方地土亦各有異，況人有老少，稟有厚薄，氣有醇漓，病有深淺，焉可執一而無權衡哉？雖曰必先歲氣，無伐天和，須因時而斟酌之爲望。

《醫經小學》

《醫經小學》，吾鄉劉宗厚先生真誠採集，以式後學。人能熟讀玩味，上

1　此是《脉經》序：本條此句之前文字，皆節取宋·林億等校《脉經》之“校定脉經序”。

工的確綱領，不可輕棄，以負先生所期。援引皆理要之言，誠入道之門，積學之基，衛生之先務，釐爲六卷。其"診脉入式""方脉舉要"，日久融貫，不必誦高陽生語矣。運氣委曲頗詳。但前序後首引[1]先生曰："吾每治病，用東垣之藥，效仲景之方，庶品味少而藥力專精。"似彰丹溪造詣忽略，而僭誚東垣藥品之繁，不體當時，因制之宜，反爲彦修方人之累，致釁後學藉口用藥只求簡當，往往拘泥，致病不中療。又引云："自有《內經》已來，歷代著述，至元時一百七十九家，二百九部，一千二百五十九卷。"所可法者七書，不尊仲景而先成無己，似未穩當，甚爲一時援引之隘，抑恐訛于錄梓者簡錯。其"七十二候"，內遺"麥秋至"一候，并體貼氣候，字眼悉順。曆候補正，今附于後。

　　立春正月春氣動，東風能解凝寒凍。
　　土底蟄蟲始振搖，魚陟負冰相戲泳。
　　半月交得雨水後，獺祭魚時隨應候。
　　候雁時催也北鄉，那看草木萌芽透。
　　驚蟄二月節氣浮，桃始開花放樹頭。
　　倉鶊鳴動無休歇，催得胡鷹化作鳩。
　　春色平分纔一半，向時玄鳥重相見。
　　雷乃發聲天際頭，閃閃雲間始有電。
　　芳菲三月報清明，梧桐枝上始含英。
　　田鼠化駕人不覺，虹橋始見雨初晴。
　　三月中時交穀雨，萍始生遍閑洲渚。
　　鳴鳩自拂其羽毛，戴勝降于桑樹隅。
　　立夏四月節相爭，知他螻蟈爲誰鳴。
　　無端蚯蚓縱橫出，有意王瓜取次生。
　　小滿瞬時更迭至，閑尋苦菜爭榮處。
　　靡草于村死欲枯，微暑初暄麥秋至。
　　芒種一番新換互，不謂螳螂生如許。
　　鶪始鳴時聲不休，反舌無聲没半語。

1　前序後首引：此指《醫經小學》序後"醫之可法爲問"篇中內容。

夏至纔交陰始生，鹿頭角解養新茸[1]。

陰陰蜩始鳴長日，細細田間半夏生。

小暑乍來渾未覺，溫風特至褰簾幕。

蟋蟀纔居屋壁諸，山崖又見鷹始摯。

大暑雖炎猶自好，且看腐草爲螢秒。

勻勻土潤散溽蒸，大雨時行蘇枯稿。

大火西流又立秋，涼風至透曲房幽。

一庭白露微微降，幾個寒蟬鳴樹頭。

一瞬中間處了暑，鷹乃祭鳥誰教汝。

天地屬金始肅清，禾乃登場收幾許。

無可奈何白露秋，大鴻小雁來南洲。

舊時玄鳥都歸去，教令諸禽各養饈。

自入秋分八月中，雷始收聲斂震宮。

蟄蟲坯戶先爲御，水始涸兮勢自東。

寒露人言晚節佳，鴻雁來賓時不差。

雀入大水化爲蛤，爭看籬菊有黃花。

休言霜降非天意，豺乃祭獸班時意。

草木皆黃落葉天，蟄蟲咸俯迎寒氣。

誰著書來立冬信，水始成冰寒日進。

地始凍兮圻裂開，雉入大水潛爲蜃。

逡巡小雪年華暮，虹藏不見知何處。

天升地降兩不交，閉塞成冬如禁固。

入得大雪轉凄迷，鶡鴡不鳴焉肯啼。

虎始交後風生壑，荔挺出時霜滿溪。

短日漸長冬至矣，蚯蚓結泉更不起。

漸漸林間角解麋，水泉溫動搖井底。

去歲小寒今歲又，雁聲北鄉春去舊。

鵲尋枝上始爲巢，雉入寒煙時一雊。

1　茸：原作“茸”。此字無論音義均與文義不合，當爲“茸”之形誤。因改。

一年時盡大寒來，雞始乳分如乳孩。

徵鳥當權飛厲疾，澤腹彌堅凍不開。

五朝一候如鱗次，一歲從頭七十二。

達人觀此發天機，多少乾坤無限事。原在《醫經小學》後[1]，既補正，應附于此。

《運氣候節交應時刻數訣》錄梓于此，以俟知者。

前九之年二月中，今年元旦日時同。

月月十五是初一，千年萬載不移宮。

三十六年寒露逢，日主時辰一般同。

今歲立春值此日，時時刻刻在其中。

四十七年加兩月，今年閏月過此宮。

閏年只在閏月起，三年兩頭再加逢。

五時二刻二月節[2]驚蟄求春分，十時四刻三月節清明頭穀雨。

立夏一日四月節三時六小滿，芒種一日五月節九時攸夏至。

二日二時六月節二小暑大暑，二日四時七月節七刻秋處暑。

白露三朝八月節單六刻秋分，寒露三朝九月節六時收霜降。

立冬三朝十月節十一二小雪，大雪四四十一月節兩頭流冬至。

小寒四日十二月節九時六大寒，五日三時正月節打春牛雨水。

《脉訣刊誤》

　　龍興路儒學教授戴起宗著，依高陽生原本逐句尋章。因其用字不穩當者，順韻更改，于中備細援引《素》《靈》論脉之源，而明關部起于越人。是非甚詳，且陳奇經八脉，鋪敍委曲，資益醫儒，真可準式，初學當熟讀玩味。但吳澄序高陽生《脉訣》斥爲庸下人所撰，乃兒童之謠。章拯序雜竊先人之言，碎轑補綴，甚污戴公之述。

---

1 《醫經小學》後：此指《醫經小學》卷六之末“十二月七十二候”。

2 二月節：原爲小字旁注，今移至所注詞位置之前。下同。

《脉訣圖説》

丹溪朱彦修著。彦修論脉法配天地，引黃鐘數，以申明男子尺脉恆弱，女子尺脉恆盛，卻優于《難經》男女生于寅申之別。其南北二政、六甲子圖局，甚彰運氣。寸關尺三部九候刻應之式、三因脉、崇脉分剖，有條有格，致檢閱者不可忽略。

《脉訣理玄秘要》

乃熙寧五年，劉開著，大概體段簡捷可觀。

《劉張心法掌中金》

《劉張心法》，大概用辛涼寒涼攻下半邊多，學者觀之，宜爲適，宜增減，不可固執。

《脉訣須知》

琅琊吳仲廣解義[1]，一書二序。義陋不符，實書房梓人轊者，有污通真子之名。而其間牽引雜説，雖于道理不甚悖逆，而若鶉衣百結，剽竊零碎，不能一氣通暢檢之，亦可知得此一等議論。

《玄珠密語》

《玄珠密語》，傳爲啓玄子集。謂之"玄珠"者，序云"玄珠子密授"之語也。《別錄》云：黃帝遺玄珠，索之不得，使罔象得之，蓋喻道玄耳。古人亦有"窗

1　吳仲廣解義：據鄭金生點校《診脉須知》"校後記"考證，《診脉須知》五卷，由不同時代多種脉書彙成，其中卷一爲南宋人吳洪（仲廣）"吳仲廣解王叔和脉賦"，非吳仲廣撰有《診脉須知》。何東云《脉訣須知》"鶉衣百結"，正與《診脉須知》合，知二者當爲同書。

間默坐落玄珠"之句,可見玄珠、罔象之義。考《内經》啓玄子序云:"别撰《玄珠》,以陳至道。"小注又云:"無存。"予考今之所傳者,有五運元通紀、迎隨補瀉紀、運符天地紀、天元定化紀、觀象應化紀、天運加臨紀、地化生明紀、時化居間紀、地運相乘紀、占候氣運紀、天罰有餘紀、陰虧平正紀、運臨超接紀、運通災化紀、災祥應輪紀、南政順司紀、北政右遷紀、司天配輪紀、正化令專紀、對司易正紀、三元配輪紀、地合運勝紀、勝符會對紀、災鬱逆順紀、地土間物紀、五行類應紀、生稟化源紀、六元還周紀。三十紀篇,觀象觀物,五行人事,悔咎吉凶,秘理攸寓,井井可觀。據前序文不工,足徵無存之注,雖非王氏真書,然依稀仿佛,亦術之精思刻意者。學者閱之,亦資明運氣微奥,其小而地化生明、時化居間、地運相乘;大而占候氣運、五行類應、生稟化源等。紀達者玩之,甚資搜涉意味。

《巢氏病源》

　　《病源》之書,隋大醫博士巢元方撰集于大業六年。條陳病之源委,故書名《病源》。自中風立論候[1]五十九條,論虚勞候七十五條,腰背候十條,消渴候八條,解散候二十六條。然解散之藥,今時無傳,而解散藥發動之候,爲工者不可不知。論傷寒候六十七條,時氣候四十三條,熱病候二十八,溫病候三十四,疫癘候三,瘧病候十四,黄病候二十八,冷熱候七,氣病候二十五,腳氣候八,咳嗽候十五,淋病候八,小便候八,大便候五,腑臟候十三,心病候五,腹病候四,心腹病候七,痢病候四十,濕𧏾病候三,九蟲病候五,積聚候六,癥瘕病候十八,疝病候十一,痰飲候十六,癖病候十一,否噎候八,脾胃病候五,嘔噦候六,宿食不消候四,水病候二十二,霍亂候二十四,中惡候十四,屍病候十二,注病候三十四,蠱毒等候三十六,血病候九,毛髮候十三,面體候五,目病候三十八,鼻病候十一,耳病候九,牙齒候二十一,唇口候十七,喉心胸候十一,四肢候十四,瘦瘤候十五,丹毒候十三,腫病候十七,疔瘡候十三,癰疽候四十五,瘭病候三十五,痔病

---

1 中風理論候:原書作"風諸病"。此下諸病源候名目與原書用字大同小異,若無大錯,不出注。

候六，瘡病候六十五，傷瘡候四，獸毒候四，蛇毒候五，雜毒候十四，金瘡候二十三，腕傷候九，婦人雜病候一百四十一，妊娠候六十一，將産候三，難産候七，産後病候七十一，小兒雜病候二百五十五。大目共五十卷，小目分爲七十一款，計論一千七百二十九條。彙萃群説，精陳至理，天時人事，經絡機宜，内外三因，形證色脉，吉凶藏否，罔不該載。其養生、導引、按摩，卽熊經鴟顧之法，無非疏通骸竅，暢達榮衛，默符古人，歌咏舞蹈，隱而不露。圭角之旨，玩味精詳，融于施治，無往不可。或人疑其備密，恐有鑿處。予答曰：有無未可知，此疑是仲由不悦尼父之見南子也。達者毋忽。

《紺珠經》

《紺珠經》，朱撝好謙所集。云渠父授業于李湯卿，而撝得傳心之書，列原道統，推運氣，明形氣，評脉法，察病機，理傷寒，演治法，辯藥性，列十八劑，共九篇。然匡廓雖正大，而膚識偏固之論亦隨之。大概演劉、張之緒餘，其心法時措之宜，烏可云盡其秘哉？撝以劉、張之法，在兹盡之自畫矣。觀其治法，首論中風，固執熱極生風之句，准以風俱由内熱而致，不論《内經》風爲百病之長，八風苛毒之箴。云不可順氣，而輒以三化、承氣急下。口閉不用斡口、啓牙數法，以藥從鼻竅灌入。《經》論諸病，以順氣爲先導，論病須分在經、在腑、在臟。先哲悉有次第，且謂風不可便以苦寒之藥妄下，便字妄字，皆隱可與不可與緩急之機，而渠例以下藥爲常，固用防風通聖，涼膈、承氣。且通聖方内，有硝、黄、翹、滑；而渠爲汗劑，若值隆冬盛寒之時，施于貧苦陋室敝衣羸瘦之人，汗果能發否？假使中療，亦當消息，曷不觀《溯洄集》議論通聖得失甚詳。予序云：方有偏寒偏攻者，此等也。其引《内經》二陽之病發心脾，并王氏注云，心受之則血不流，脾受之則味不化。注雖善，而王氏失[1]于分開，血不流則女子不月，味不化則男子少精，是有女子主心不主脾，男子主脾不主心之疵。前哲立論，只可渾同，説女子主不月、男子主少精爲當。今渠依王注，既宗劉、張，則劉、張當時從分開説，無定見矣。噫！片言之差，千載之謬，人

1　失：原作“夫”，不通。據文義改。

造就。無劉、張之識見，而竊附劉、張之名，施治固執劉、張之定方，吾恐不惟潛損陰德于己，而實戕賊生命于人。達者于此書六略，博通洞識。潘陽坡十八法，遵劉、張是如此云云，合宜審用，不泥爲例善矣。今淮有春谷潘斐，東陽陸侃，玉津劉勝，別宗有自，體用得宜。劉、張之文，予亦剽竊。若僭謂此書之不善，誕妄也。

《褚氏遺書》

齊大夫褚澄彥道所集，河南陽翟人，宋武帝之甥，尚書左僕射湛之之子，廬江公主之夫，齊太宰侍中錄尚書公淵之弟。澄志邃于醫，子孫以是書勒石殉葬。黃巢變亂，益發澄墓，移石穴外。維揚蕭廣取爲己墓附棺之槨。蕭墓去揚城三十五里陳源橋，出蕭淵序。至靖康金人犯順，廣之子孫因盜發墓，預移廣棺于住側，其石遂傳于世，出釋義堪序。其“受形、本氣、平脉、津潤、分體、精血、除疾、審微、辯書、問子”十條，二千六百二十言。其“受形”，出《靈樞》中。“本氣”云陰陽、子午、左右、手足循行，不敢云非，但與《內經》肺寅大卯、任督八脉上下默貫。五十度周身之說，懸絶不同。“平脉”：女子右心、小腸、肝、膽、腎與白古經文不侔。自叔和立經之後，無有依據者。終句又以人之“呼吸定至，云皆末”[1]，蓋天地不出呼吸兩字，人無呼吸不生，舛謬大甚。“津潤”“分體”“精血”，亦尋常符經之語。其“除疾”，內有不善治之醫。并“審微”內“似是實非”之語，“病有微而殺人，勢有重而易治，精微區別在良工”等言，合旨。“辯書”內云：“師友良醫，因言而識變；觀省舊典，假筌以求魚。博涉知病，多診識脉，屢用達藥”，此數語，徵澄攻醫經驗之實。其“問子”一條，有子無子，在陰陽完實未實，上說亦善。多女求多男婦人，亦理之有者。其僧尼寡婦治療不同，出別籍。煮蒜、吐李，道念雞疾，出《醫說》。醫齊高帝愛子豫章王嶷疾立愈，載史傳。大抵此十條，予讀亦平易，不足爲奇，然女人右心、小腸、肝、膽，大舛！大抵未讀《素》《靈》方言哲論之士，輒秘珍罕。噫！視此罕秘，則《素》《靈》當秘之，何如哉？

1　云皆末：《褚氏遺书》作“抑皆末也”。

《診家樞要》

滑氏撰述。其來去至止，是指下切脉的分別處。已梓，附《統宗》，以便來學，不俟剖贅。

《十四經發揮》

滑氏用心考撰，部穴精邃。本經流注，有歷循至抵之殊，交際有會遇行達之別，陽順步，陰逆旋，粗心者不可易得。學者熟讀玩味，年久歲深，神領默悟，可儼然洞視腑臟二三。鍼灸棄此，瞽人冥行。十二經兼督任爲十四經，外有陰陽維蹻之敘，以備參考。用心之仁，不啻化工之造萬物，而無毫髮芥匿之私乎！仁哉，伯仁乎！無忝爲伯仁矣。達者珍之。

《醫説》

東陽醫士張季明，集于宋嘉定間，歷開禧、寶慶、紹定時。儒優其造，謂不可輕醫爲伎藝類。人能如季明集書之心爲心，道義可與相耦。其原引三皇、歷代賢哲，神巧起疴有徵者，百二十餘家，書雖不能盡錄其神治之人，而後學亦大有取其所治之法。末陳輕賄重生之醫，貪色尚利之報，感發懲創，機緘潛錘，俾工造肄歸正，張用心仁矣！但捫腹鍼兒之説，隘據昔傳，略窮體認。近世鍼醫無恥，襲爲渠治産難之施，更作兒手扯母心，渠鍼下之，兒下指有鍼痕。不思人心在膈上，下有膈膜，遮護腸胃漚濁之氣，況心懸近膻中，部穴鍼禁。且父母精血交媾[1]，受胎之初，默萌胞形維絡之妙，胎卵生者即有殼裹，兒在胞內，自足厥陰培至足太陽膀胱經，十月各有攸司，惟心爲君主之官，與小腸相聯，兩經不與。愚疑此説，每制大造丸，紫河車屢用利刀不能解，抑兒之爪甲，果强于鋒刃乎？兒在母胞內，至十月日漸近下，去心稍遠，兒出之時，其胞所出之處，亦如卵殼，頭自薄而破，非人力可爲者，焉有出胞舒手，反上扯腸胃之理？經分大小腸，左右疊積，各一十六曲，脂膜委曲相聯。胃又在二腸之

---

1 媾：原作"垢"，不通，據文義改。

上，以兒指論之，較腸之方廣，短不能援，滑不可掬，舛繆昭然。別餘載治機，事出理外，法近于神。神者，又難拘隘于常論也。剖腹易心，書史相傳。學者須容心體認，自不偏信藉口。

《華氏内照圖》

《内照圖》，華佗之書。世傳先生神目，置人裸形于日中，洞見其人腑臟，是以象圖。又移形色于面，俾後人準之，爲論治規範。予先年精力時，以醫隨師徵南，歷剖賊腹，考驗腑臟，見肺繫于臂，肝靠于胸。膽在肝葉下，左近乳稍低，有中樣牛膽大，青黑色。心大長于豕心，而頂平不尖。大小腸與豕兩腸無異，惟小腸上多紅花紋。膀胱云州都之官，真是脬之室，餘皆如《難經》云。咽喉兩管，咽以咽物，喉以候氣，即俗云氣食之説也。當脊中爲督脉經行之部，上過腦入齦交，下至二十一椎尾閭，近前屏翳與任脉交會地界，有二孔，近脊者出精，即經謂之挺孔。孔由宗筋出小便，即經謂之溺孔，與咽喉上下相應。佗元本無藥方，今圖世代摹勒，不復舊制。後人雜贅方論梓行，佗之真書迨此混淆矣。

《原病式》

此書金時劉守真先生撰。先生明經立論，于《素問》七十四篇《至真大要論》内，取岐答帝問病機，諸風掉眩皆屬于肝、諸寒收引皆屬于腎。云云，詳見本經。先生支分節解，五運主病，木、火、土、金、水；六氣爲病，風、熱、濕、火、燥、寒；機宜拒格之辩。又祖岐引《大要論》"謹守病機，各司其屬。有者求之，無者求之，盛者責之，虛者責之，必先五勝，疏其血氣，令其條達，而致和平"數語，引伸觸長。謂腎虛本熱，不可謂寒，而醫勿以熱藥爲補劑，大發前哲之未條陳。但"七節之傍，中有小心"，立議乖悖經旨。夫人脊骨二十一椎，椎即先生之云節也。皆自上而下，故大椎下起五臟之俞。肺俞三椎，心俞五椎，脾俞九椎，肝俞十二椎，腎俞十四椎，萬世不易之典。先生舍胞絡而以命門爲小心，改十四節而爲七節之稱。夫自下逆數七節，迺古法十五椎。命門卻又在下逆上數之八節矣，而牽引爲七節之説，地部不合，矛盾昭然。考自有經以來，未聞有云肺在十九椎，而心在十五椎之傍也。夫膻中者，父母之官，手三陰從胸走手，手厥陰心胞絡發原，正在心五椎下二節，七節之傍，與膻中平對，并不可紊。先生此言誤甚，是智者千慮，必有一失也。愚不避諱先生之名，而鉗口隱之，僭爲剖白，姑俟哲人再考。

《名公醫萃[1]》

錢塘蘭谷道人蕭昂士頤集。云醫理之玄微，據滑氏《診要》，偶潔古《藥注》，敷演成帙，亦用心于脉理者。但色脉銘内，脉以應月之理，月字玄微，遺而不明。使欲明之亦容易說不出，俟哲者再考。

《醫學碎金》

番陽周禮正倫集古經捷經條目，大略關鍵[2]梗紫，令人應酬，不出繩目。學者玩之，資助綱領甚便，委曲有自。

《醫學權輿[3]》

義烏傅滋時澤著，採取鋪敘施治歌括，雖簡而頗正。學者味之，亦愴悴可大概立意，不爲無益。

《五診[4]》

是集句曲斗崼山人陳景魁先生著述。謂之五診者，論色、聲、問、脉、形，

---

1 名公醫萃：《醫藏目錄》著錄爲《醫萃》，今有清抄本兩種存世。
2 鍵：原作“健”，與本句意義不合，據文義改。
3 醫學權輿：“輿”，原誤作“與”。據明·朱睦㮮《万卷堂書目》、清·黃虞稷《千頃堂書目》改。傅滋此書四卷，今未見存世，然傅氏《醫學集成》十二卷有明正德十一年刻本存世。
4 五診：明·李梴《醫學入門》載作《五診集》。此書未見存世。

皆五者之要。其一曰診色潛機,二曰診音約旨,三曰診問彙徵,四曰診脉切要,五曰診形遺則。一本《素》《靈》《難》《脉》,由博入約,撮其樞要。其診問彙徵,默寓貞玄,隱鍾秘奧,永爲醫流之屏障。釋問難之乖疑,弭求診之妄念。先生爲已助醫之切,學者觀之,抑能知否云? 抑熟思景仰否?

《天醫十三科真言符篆》

據《金書》載此科式,亦《玉函琳琅秘典》玄文。正乙壇宗,專于誦經科,應酬人事,不行此道,惟方外南五華山諸派,黃冠羽衣,闡襲有驗。天地造化之妙,陰陽良能流動之機,聲形刻應,影響妙化,出儒論之外。卽傳云拯其至聖人,亦有所不能盡知者。愚謂聖人非不盡知,但聖不自認窮盡造物耳。聖人不能盡知,斯道如何肇立? 夫移精變氣之典,上古由來,學者不可執謂幻杳。人若久歷方興,棲真志玄,自識此般理趣。

《經史證類[1] 大觀本草》

《大觀本草》,古本[2]三卷,炎時[3]三百六十五種,至梁•陶弘景增爲七百二十種,卷分爲七。唐•蘇恭又增藥爲八百四十四種,書爲二十卷,世謂《唐本草》。宋開寶中取醫得效方一百一十三種益之,李昉、扈蒙等加正。蜀•孟昶命臣韓保升等,以唐本《圖經》參比爲書,世謂《蜀本草》。如徐之才之《藥對》,陳藏器之《拾遺》,楊損[4]之、杜善方、陳士良、日華子、寇宗奭,遞相增附,互有注釋。蜀[5]唐慎微又于《圖經》之外,增藥六百餘種,益以諸家方書及經子傳記、佛書、《道藏》。凡該明乎物品功用者,各附于本藥之左,爲書三十卷,名曰《經史證類》。出明•商輅序。其麻革序、曹孝忠序,備論甚詳。內所引經史,計二百四十七家。《嘉祐補注》藥品一千一百一十八種,《證類》新增藥品

1　類:原誤作"數",據《經史證類大觀本草》改。
2　古本:此指《神農本草經》,乃《大觀本草》的源頭。
3　炎時:代指炎帝(神農)時代。然《神農本草經》托名神農,非謂其書成于神農時代。
4　損:原誤作"振"。據《證類本草》卷一"補注所引書傳"改。
5　蜀:唐慎微乃北宋時蜀人,此處將"蜀"冠于名前,易被作爲朝代。

六百二十八種，共一千七百四十八種。《嘉祐補注總敘》《圖經序》《開寶重定序》《唐本序》、梁·陶隱居序，右本説上中下三品并右本九條。議論雖前代之書，而甚切今時之弊。學者恆心玩味，充廣識見，天時地利人事，備載論中，貴生者究之，資壽大法式。

《本草集要》

王綸汝言[1]先生自序，因《政和本草》浩瀚，而内遺金元諸賢之説，且人情怠惰，厭于檢閱，知世醫陋妄，謂古人因病以立方，非制方以待病，病情萬變，豈一定之方可盡？示學醫之道，莫先于讀本草，藥性明，然後學處方；知處方，然後講病因；知病因，然後講治法；知治法，然後講脉理，以及乎察色、聽聲、問證之詳，斯學有次第，而醫道可明。分上中下三部，爲八卷，名曰《本草集要》。予據王云學醫，由藥性以致察色聽聲，似有次第。脉理無真師傳授，日積月累，久久成熟，而一旦貫通聲色之巧，吾恐斯理，非臆[2]度可造。先生以醫之脉理、察色、聽聲易言之，則視醫易通，而人之生命亦輕矣。愚詢師質友，三十五年精力，不替寒暑而尚昧，入不得其堂室，愈懇愈愚。想先生雖集本草，不曾有十分下手工夫到地位處，先賢論道理極處，便云到此地位，功夫尤難。誠哉！身體力行之言也。告我同志者，不可輕人生命，自謂知醫，是仰是仰！

《本草發揮》

元至正間，山陰徐用誠，取潔古、東垣、海藏、丹溪、成無己等藥品群論，類集成帙。載分藥有木、火、土、金、水之性，陰陽、升降、浮沉之理，某經某藥爲引，金石屬五行，以配屬人之五臟，似亦精詳，但藥品聊取眼前便于常用者二百七十種，餘無所引者，不能全集。考用誠誤認《珍珠囊》爲李東垣之書，不言潔古；以《湯液》爲王海藏之藥，不本自伊摯。抑用誠別有所考

1　王綸汝言：原作“王汝綸”，今據《明史·方技·吳傑傳》改。
2　臆：原作“憶”，不通，當據文義改。

與？抑相傳摩梓之錯與？書後雜錄諸家切要之説，閲者留心味之，甚切取用之法。

《本草單方》

翰院王諭德[1]，集于弘治丙辰間。閑中閲《大觀本草》，見漢晉以來，神醫名方，往往俱在本草間，取試之立驗。念窮鄉下邑，獨以《海上方》爲良，不知皆出乎此。遂分門逐類，冠賢哲病因于首，分爲八卷。以中風、傷寒等爲第一卷，諸氣血證等爲二卷，諸虛等爲三卷，鼻眼耳齒爲第四卷，瘡瘍爲第五卷，金瘡折傷爲第六卷，婦人門爲第七卷，幼科爲第八卷。倉卒之間，採取甚便。斯雖出自《大觀》，而病情不一，因病檢方，開卷不易便得。王集此本，其用心何其仁哉！醫者誠能于採取之時，以診爲先，辯人病之新久，陰陽表里虛實，庶幾應手作效。體公之仁心，實得方而療病，不因方而困病也。方無定體，在用者取之何如，毋恃方孟浪試人，傷生之驚有報。論單方，予思上古風土藥性方宜貞醇，人禀賦太朴，四時採取根苗花實，故藥一味可治數疾。迨今風土天時人事，校上古不侔，醫若固執此本，品味獨而藥力專精，量十可中二三耳。學者通融上古經文七方之説，有某病，卻取可獨行者爲君，而併復之，庶幾推廣斯盡善。

《圖經本草[2]》

瑞州路教授胡仕可編次。撮要藥性三百六十九種，圖其形色，葉韻成歌，便蒙記誦。熊宗立復取方中胡所缺者，增入八十四種，共四百五十三。志道者熟味經歌，考辯地道、真僞、新陳、畏反須使之詳，自不惑于他歧也。予贊爲袖珍本草云。

1　王諭德：卽王鏊（1450-1524），字濟之，人稱震澤先生。曾任右諭德。居翰林，故本條稱“翰林王諭德”。

2　圖經本草：該書全名《補增圖經節要本草歌括》，一般簡稱《本草歌括》。稱《圖經本草》則易與宋·蘇頌《本草圖經》（一名《圖經本草》）混淆。

《原醫圖藥性賦¹》

《原醫圖》及《藥性賦》，熊宗立集于成化丙申間。熊按："唐甘伯宗撰《歷代名醫》，自三皇始而迄于唐，繪列成圖。宋許慎齋又錄唐及五季、宋、金數代之人。後宋之通真子劉元賓，金之潔古老人張元素等，序次以續伯宗所作，曰《歷代名醫》。恐年代差謬，姓名舛錯，無此相傳，人莫能辨，啻存羊尤得有遺迹也。如趙宋之王纂列于南宋，大唐之蘇恭贅于南梁，東晉范汪作范注，唐許孝崇作孝宗之類。"宗立校訂，復以元人接續于後，參考不淪，是亦熊之用心矣。但諸賢有方書相遺者，人皆知之。其無方書者，實無從究其履歷，源流本傳，況世不廣傳，意考時行《醫説》，似亦可尋其二三大略處。工能詳記姓名，不紊朝代，亦可謂留心一端，爲之尤賢乎已也。其藥性亦與前人藥性無他異。

《增圖本草集要》

與常行《本草集要》無二，但正德六年，陝西臨洮府取《證類本草》依樣添圖，別無綴釋，刻板字亦不嘉²。

《日用本草》

元天曆己巳，海寧醫學吳君瑞卿，知人生多以飲食致疾，而每珍其味而不顧其毒者，遂集是書，謂《日用本草》，蓋摘其切于飲食者耳。夫飲食養生，而一日不可無，然物性悖戾傷生而不知者，一刻不可忽焉。往往誤中，致戕于箸頃。相反相畏之説，集成一家。養生者便覽，俾藥食不相競忤。瑞卿類次食物，凡五百四十餘品，分爲八卷。上考神農及歷代名賢，《道藏》方論，意謂雖

1　原醫圖藥性賦：此實包括熊宗立編輯的兩種書。其一爲《醫學源流》，列自三皇至元代的名醫一百五十餘位。該書今附載于《名方類證醫書大全》書尾。明崇禎元年劉孔敦翻刻《本草蒙筌》時，從中摘取十四位醫家，列贊繪圖，名爲《歷代名醫圖姓氏》。其二爲熊宗立編《勿聽子藥性賦》，賦的正文簡述各藥功能，每聯下熊氏自注藥物來源性味等。

2　嘉：據文義，此字似爲"佳"字音訛。

四方之味不止于此，而因是可推。卷末取《内經》切近類語，又謂四時調神，其用心仁矣。是書年久傳湮，世本紕繆零落，至明嘉靖四年，吳君七世孫吳鎮，能繩祖武，取遺傳原稿，重訂[1]梓行。古謂仁者必衍厥後，瑞卿仁矣，二百年後而鎮孫繼之，不莫福仁之驗乎！醫能效瑞卿之心爲心，子孫天必福以蠡斯瓜迭。

《雷公炮炙》

此是《證類本草》上摘出，另成一家，以便醫之檢閱。但雷上古制法，上古風土淳樸，元氣充實，今之元氣，較上古不同，藥品氣味亦稍薄弱。以今時之藥，而以上古之法制之，吾恐不宜。試以上古元氣，至戰國時還充厚，故曹交長九尺四寸，而天生孟軻氏出，以繼道統。今人若有交長，駭爲異事耳。藉此取譬，見得今時動植，亦隨元氣偷薄，若膠柱鼓瑟，固執雷之炮炙而制今時之藥，不爲無益，而大失其氣味矣。且古人論藥，止有六陳；今時之藥，自川廣而來，土人之採，不識可合時令否。若販者阻于水陸，則藥豈止百味陳者，可能如經云六陳哉？于此書，知其制度則可。大毒者稍如之，使一一如其制度則不可也。予常治中陰，用生附子，如制者用五片，生則四片，甚速。此是醫之活便處。

《本草權度》

此是三册假書，乃黃孝子[2]家一醫方耳。蓋本草醫之先務，假本草以裝首，誘人爭取。夫本草，論藥性氣味厚薄，陰陽升降浮沉，溫熱涼寒平毒，辛甘發散，酸苦涌[3]泄，此是本草體用。渠將藥方三册，假云本草。醫者没工夫檢而閱之，則知是《本草權度》如此，不究其本草無言脉，有言病，此書可與本草相干涉否？且又命名"權度"，夫權知輕重，度較長短，輕重長短與藥性有毫釐關鎖？渠以醫方竊本草之稱，而權度二字妄説，謬矣！予想醫方非渠家書，亦竊

---

1 訂：原誤作"釘"，據文義改。
2 黃孝子：卽明代黃濟之，字世仁，以孝聞名，故人稱"黃孝子"。
3 涌：原作"漏"。據《素問·陰陽應象大論篇》改。

取他人者，久假而不歸，焉[1]知其非有也。醫方三册，抑宋齊丘子[2]乎？

《本草詩集》

此歌計四百一十九條，云臨朐縣儒者史君編集。其歌韻與小圖經，并歷梓在渠年月之前所行藥性之歌，大同小異。蓋史君亦取先作者之長，而敷補治證之源，自成一帙，亦可謂用心于藥性矣。醫無忽語小書厭之，閑閱亦資大體。

《珍珠囊》

予考今之云《珍珠囊》者，非真《珍珠囊》也。據《湯液本草》序中論治，其源出于潔古老人《珍珠囊》。其間議論，出新意于法度之中，注奇辭于理趣之外。見聞一得，久弊全更，不特藥品之咸精，抑亦疾病之不誤。夭橫不至，壽域可期。時戊戌夏六月海藏王好古書。然自議論出新意之句，雖其源出于潔古老人《珍珠》，既云潔古，則非東垣矣。今所傳者，二百五十餘品藥性，寂無別論。其間聞知菊花有不曾經驗之疵[3]，是以黃柏有因上方能之弊。潔古之言，實知非其書也。但啓蒙記誦則可，謂之是《珍珠囊》，遺潔古而訛傳，妄稱東垣，的確決不可也。

《藥性要略》

七潭鄭寧[4]。此生胡説，篇目先胡説起，可笑可惡！夫藥性，或集要，或摘要，或要萃。渠云要略，先將要者略去，内所集者皆非要矣。所以牛膝、半夏，混同肉桂、杜仲，而草木不分。白丁香列于鱉甲之中，夜明沙雜于豬心之内，而禽獸不別。篇首引前人雜説，而又繼以假《珍珠囊》，餘皆古本草之已梓行者。渠竊之，又不完整。斯人也，災木之非姑恕，而僭知醫之罪宜誅。

1　焉：原作“烏”，據文義改。
2　宋齊丘：南唐人，嘗得譚峭《譚子化書》，竊以爲己書，名《宋齊丘化書》。
3　疵：原作“疪”，不通，據文義當爲“疵”字形誤。
4　七潭鄭寧：明嘉靖間安徽歙縣人，“七潭”爲其號。

《醫學統宗》附滑氏伯仁《卮言》

海陵一陽子校正

"卮言日出，和以天倪"，蒙莊氏之言也。蒙莊氏幾于道，是以然也。東海有攖寧生者，性嗜醫，晚益成癖，讀醫書偶有適意，輒書之，積若干條，次第之，目之曰《攖寧生卮言》。或者曰：子之《卮言》，殆和以天倪乎？生曰：不知也。抑幾于道乎？生曰：不知也。不知而書之何也？曰：將以待夫知者而正之也。或者退，遂脱稿。

洪武戊午燈夕後一日攖寧生滑壽伯仁識

《攖寧生卮言》

天地非大氣鼓韝，則寒暑不能以時，潮汐不能以訊，霜露冰雪不能以其候。人身非大氣鼓韝，則津液不得行，呼吸不得息，血脉不得流通，糟粕便溺不能運行傳送也。

啓玄子謂"兩精相薄謂之神"，莫若《易·係》云"陰陽不測之謂神"。先儒云"兩在之謂神"，尤爲親切明白。

先儒云：口鼻之呼吸爲魂，耳目之聰明爲魄，便以此可見魂便是動底，魄便是靜底。故越人肝藏魂，肺藏魄，抑無以肝屬木而主動，肺屬金而主靜者與？

五臟之氣，屬陽，輕清而上行，天道也，爲呼吸至息。六腑之濁氣，屬陰，沉降而下行，地道也，爲鼓泄便利。

《經》云：諸寒之而熱者取之陽，熱之而寒者取之陰，此求其屬以衰之也。夫寒之而熱，陽獨盛也；熱之而寒，陰獨盛也。以正治治之，必相格拒而不入，故反佐以求其屬，取之陽，取之陰，微則反治，甚則從治之義也。反治，正治也；從治，反佐也。

肝者，干也。爲將軍之官，謀慮出焉，所以干事也。又肝屬木，象木枝幹也。心者深也，爲之君主，神明出焉，所以深居端拱，而相火代之行事也。肺者，莢也。莢莢然而居乎其上，爲五臟之華蓋也。脾者，卑也。脾屬土，天高而地下，尊卑之義也。又脾，裨也。所以爲胃行水穀，而裨助乎四臟也。腎者，神也。神也者，妙萬物而爲言者也。爲作強之官，技巧出焉，妙萬物者也。腸者，暢也。實而不滿，貴通暢也。胃者，彙也。萬物之所聚者也。膽者，敢也。爲中正之官，決斷出焉，敢之義也。又曰：膽者，澹也。清淨之府，無所受輸，淡淡然也。膀胱爲胞，胞者包也。窮上反下，水液滲而入焉，猶包裹也。心包絡爲手心主者，包絡手心也。蓋以心爲主，而以代之以用事也。三焦則取火能腐物之義也。火之性自下而上，三焦者始于原氣，用于中脘，散于膻中，皆相火之自下而上也。其曰上焦主內而不出，下焦主出而不納。其內其出，皆係乎中焦之，腐熟之爲義可見矣。一陽曰：膀胱者，脬之室也。室以藏物，猶包裹也。仍須後哲再考。

十二經皆以俞爲原者，卻是理一分殊。

寤寐者，心之動靜也。有思無思者，又動中之動靜也。有夢無夢者，又靜中之動靜也，但寤陽而寐陰，寤清而寐濁。寤有主而寐無主，故寐然感通之妙，必于寤而言之。朱子。

肺主呼吸，天道也；腎司開闔，地道也。故曰天地者，萬物之上下也。或曰：天地者萬物之上，在人身何以取之？曰：肺者天道，腎者地道，脾胃居中，萬物之象也。故胃者彙也，號爲都市，五味彙聚，何所不容，萬物歸土之義也。脾則神之，以灌溉四傍。

厥陰、太陽，少氣多血。太陰、少陰，少血多氣。陽明氣血俱多，少陽氣多血少。男子、婦人，均有此氣血也。男子多用氣，故氣常不足。婦人多用血，故血常不足。所以男子病多在氣分，婦人病多在血分。世俗乃謂男子多氣，女子多血，豈不謬哉？

寒涼之益水，乃瀉火也。熱溫之助火，乃折水也。衄血，手陽明循經[1]上行，入清氣道中。咯血，乃入于所合也，所合肺也。

吐血，則足陽明隨經上行，滲溢胃脘而爲之也。小便血，足太陽隨經入膀胱也。以小腸血同。

古人云：諸見血非寒證，皆以爲血熱迫，遂至妄行，然皆復有所挾也。或挾風，或挾濕，或挾氣。又有因藥石而發者，其本皆熱。上中下治，各有所宜。在上則梔子、黃芩、黃連、芍藥、犀角、蒲黃，而濟以牡丹皮、生地黃之類。胃血，古人有胃風湯，正是以陽明火邪，爲風所扇，而血爲之動。中間有桂，取其能伐木也。若蒼术、地榆、白芍藥之類，而濟以火劑。大腸血，以手陽明火邪，爲風爲濕也。治以火劑、風劑，風能勝濕也。如黃連、黃芩、芍藥、蘗皮、

---

1 經：其下原有"手"字，據文義，此當爲衍文，刪。

荆芥、防風、羌活之類。兼用雞冠花，則又述類之義也。

大便前後下血：便前由手陽明隨經下行，滲入大腸，傳于廣腸而下者也。便後由足陽明隨經入胃，淫溢而下者也。古人所謂近血、遠血者是也。

咯血爲病最重，且難治者，以肺手太陰之經，氣多血少。又肺者金象，爲清肅之藏，今爲火所制迫而上行，以爲咯血，逆之甚矣。上氣見血，下聞病音，謂喘而咯血，且咳嗽也。

從高墜下，驚僕擊搏，流滯惡血，皆從中風論，終歸于厥陰，此海藏之説。蓋厥陰多血，其化風木，是以然也。有形當從血論，無形當從常治。夏仲庸因蹈海驚怖，心爲不寧，是爲無形，從風家治之而愈。

血溢血泄，諸蓄妄證，其治也，予率以桃仁、大黄行血破瘀之劑，以折其鋭氣，而後區別治之，雖往往獲中，然猶不得其所以然也。後來四明遇故人蘇伊舉，閑論諸家之術。伊舉曰：吾鄉有善醫者，忘其姓字，每治失血蓄妄，必先以快藥下之。或問失血復下，虛何以當？則曰：血既妄行，迷失故道，不去蓄利，則以妄爲常，曷以御之？且去者自去，生者自生，何虛之有？予聞之愕然。曰：名言也。昔者之疑，今釋然矣。

婦人之于血也，經水蓄則爲胞胎，則蓄者自蓄，生者自生。及其産育爲惡露，則去者自去，生者自生。其醖而爲乳則無復下，滿而爲月矣。失血，爲血家妄逆。産乳，爲婦人常事。其去其生，則一同也。失血家須用下劑破血，蓋施之于蓄妄之初。亡血虛家不可下，蓋戒之于亡失之後。

唾血，責在下焦，陽火煎迫而爲之也。腎主唾，爲足少陰，少血多氣，故其證亦爲難治。

驚而動血者屬心，怒而動血者屬肝，憂而動血者屬肺，思而動血者屬脾，勞而動血者屬腎。

又有所謂腸風、臟毒者，腸風則足陽明積熱久而爲風，風以動之也；臟毒則足太陰積熱，久而生濕，從而下流也。風則陽受之，濕則陰受之。

人之登溷，辟辟有聲，勃勃如蟹沫。藏者，咸以爲寒。非寒也，由腸胃中濁氣不得宣行也。滯下之里急後重，及膀胱不利而癃者，下焦之火鬱而不伸也。二者頗關衝、任、督三經，常見里急後重者，多連尾骶骨長強，如錐刺狀。膀胱癃閉者，臍下小腹逼迫而痛，是皆下焦火鬱，而六腑濁氣相與糾鬱于衝、任之分故也。腸胃，陽明燥金也。下焦，少陽相火也。後重之，用木香、檳榔行燥金之鬱也。癃閉之,用知母、黃蘗,散相火中之熾也。

仲景《傷寒論》第四卷,病脅下素有痞云云,注謂素有宿昔之積,結于脅下爲痞。今因傷寒邪氣入里,與宿積相搏,使真藏之氣結而不通,致連在臍傍,痛引小腹,入陰筋而死。凡雜病癖痞有此候者,亦必死矣。

仲景書,柴胡加龍骨牡蠣湯下注:與柴胡湯云云,雜錯之邪斯悉愈矣。詳此則凡病邪錯雜,皆可循此加減用之。

凡傷寒家服藥後,身熱煩燥,發渴,冒瞀,脉兩手忽伏而不見,惡寒戰慄,此皆陰陽氤氳,正邪相爭,作汗之徵也。姑宜靜以待之,不可因而倉皇,及至錯誤。

心下逆滿者,下之過也。氣上衝胸,起則頭眩者,吐之過也。肉瞤筋惕,足蜷惡寒者,汗之過也。

海藏云:動氣在左右上下,皆不可汗,宜柴胡桂枝湯。咽中閉塞,咽喉乾燥,亡血、衄家、麻家、痞家,不可汗,宜小柴胡湯。結胸脉浮大,不可下,宜小陷胸湯。咽中有動氣,及咽閉塞,不可下,宜烏扇湯。無陽陰強大便硬者,不可下,蜜兌導之。此善于用權者也。

厥陰是六經中一經之名,厥自是諸證中一證之目也。酒之氣暴,如人身虛氣逆氣之暴。酒得肉食,則其氣相纏綿而不暴。如人之虛氣逆氣,得金石之劑沉墜,則其氣亦纏綿而不暴。所以然者,在相纏綿也。故金石之纏綿,在氣不在質,唯其氣相得而纏綿,故其勢亦不得不與之纏綿也。世人但知金石藥墜氣,而不知所以墜氣之義也。東垣家則用質陰味厚以沉降之,蓋氣陽質陰,陰陽相遇,則自然相得而不升走,亦金石纏綿之義歟。

酒氣厚,陽也,上升;肉味厚,陰也,下降,故酒必得肉而後不汎。蓯蓉有河西、中土二種之別。丹溪謂蓯蓉能峻補,信然。惟其峻也,乃有流弊也。始予在儀真,乃有人以河西蓯蓉遺陳德宣萬户者,陳武人不諳藥性,徒知善補也。且遺之甚多,己與子朝夕茹之,若嗜果蓏,未幾皆遍體作大瘡,膿血淋漓,痛楚不禁,服涼竟劑乃愈。

世言睪丸爲外腎,非也。越人爲肝者筋之合,筋者聚于陰器,陰器在男子爲睪丸也。腎有兩枚,睪丸亦然,形復似之,故世俗云云。雖以褚澄之智,亦以雙乳爲婦人外腎。然則隨俗雅化,其來久矣。

廬陵謝堅曰:謂《脉訣》雖非叔和書,而其人亦必知讀《脉經》,但不當自立七表、八里、九道之脉，遂與《脉經》所載二十四經種脉名大有抵牾。蜀人張行成精象數、觀物之學，亦以七表、八里、九道脉配之象數，此蓋行成精物觀物，而不習于醫之故。徒知以七、八、九爲可以配象數，而不知脉之不可以七、八、九拘也。行成有通變等書幾百卷，其第八卷，尤詳于《靈樞》腸胃長短之數，而其言皆有合乎陰陽尺度。是蓋觀物之深者也。常蓄此卷，將有摭于《難經本義》，而以至正十三年遭寇臨安，平昔所蓄書喪盡，遂不復得見。惜哉！凡數一爲奇，二不偶，三爲參，五爲伍，如是則有統紀而無錯亂。醫書論脉云“參伍不調”，蓋謂參不成參，伍不成伍，大小不均，疏數不等，錯亂而無紀也。黃發有陰陽，天五之土，爲火所焚，陽黃也。地二爲火，爲水所溺，陰黃也。

劉河間爲補瀉脾胃之本者，蓋以脾胃中和之氣也。燥其濕則爲瀉，潤其燥則爲補。

火多水少，爲陽實陰虛，其病爲熱；水多火少，爲陰實陽虛，其病爲寒也。

或問：十二經之病，皆有經治之藥。奇經八脉既不拘于十二經，奇有病也，將何以治之？曰：八脉雖不拘于十二經，然于十二經中，各有所附會也，隨其附會而治之可也。治奇經病，莫如用鍼攻去其邪。攻去其邪，則正氣乃復。下中有補，不害其爲守也。守者，持其正也。持其正，則邪無所入，不害其爲攻也。若異而實同，相須之道也。河間、宛丘[1] 長于攻，而其間未嘗無守。易水、東垣[2] 長于守，而其間未嘗無攻。

用藥如用兵，醫爲守將，藥爲甲兵，病則敵人。是故善攻者，敵不知其所守。善守者，敵不知其所攻。

越人謂十二經有十二絡，兼陰蹻、陽蹻之大絡，則爲十五絡也。又謂陽絡者，陽蹻之絡；陰絡者，陰蹻之絡。楊氏云：陰陽蹻二，男子數其陽，女子數其陰。蓋以男子主陽，女子主陰也。

心、肺爲藏，陰也，以通行陽氣而居上，陰體而陽用也。大腸、小腸爲腑，陽也，以傳陰氣而居下，陽體而陰用也。紀齊卿之注《難經》，佳則佳矣。但于諸家之説，辨論太過爾。理本宜紓者曲之，宜焉止矣。以鵝湖之書，考亭亦且未免，況在數家？數家猶喜吹毛。

---

1 河間、宛丘：皆以地名代稱人物，河間言劉完素，宛丘言張子和。
2 易水、東垣：同上，易水言張元素，東垣言李杲。

　　肥人濕多，瘦人火多。濕多肌理縱，外邪易入。火多肌理致，外邪難侵。濕多中緩，少内傷。火多中燥，喜内傷。

　　人首尊而足卑，天地定位也。脾、肺相爲母子，山澤通氣也。肝、膽主怒與動，雷風之相搏也。心高腎下，水火不相射也。八卦相錯，而人亦肖之，妙哉《易》也。

　　人迎、五會者，謂結喉兩旁動脉，胃氣之所會見也。胃屬土，土之數五，故云。

　　或問：諸血者皆屬于心，血之色赤，其臭當焦，然其臭腥何也？答曰：丙辛合也。

《醫學統宗》附雜錄

海陵一陽何東撰

儒謂醫類小道其説當否　南畿督學文院試卷

　　物理囿于形迹者，據方體而可以形容。物理妙乎造化者，無窮盡而難于擬議。大哉！醫之爲道也。天地以生物之心爲心，元氣育靈有不備者，醫爲裁成而輔相之，即古補袞之説。小道之言，出自子夏，當時或未必拘拘直指醫卜農圃也。迨啓于朱注之後，指之真而言之切耳。古聖繼天立極，有稷教民稼穡，有羲畫《易》，有農嘗木石，有帝敘《内經》。首立民命，皆四端之托始由出者，豈數聖倡率蒸民而爲君子不爲之事乎？先哲謂士窮達所就，而以醫相相偶言，同一爲良戒。事親者，不可不知醫。周《詩》以稼穡爲寶，尼父謂五十以學《易》，可以無大過，是皆必有所可取而發于心聲。小道之注，抑九臯篇鶴尾之注耶？予于君子不器之言，信有徵矣。

　　夫器謂各適其用而不能相通，四者偏于一隅則泥矣，小矣，器矣。《周禮》分別瘍科，唐令妄列執技。宋儒過云賤役，昧也，忽之甚也。殊不知三墳之餘、帝王之高致，聖賢之能事。人能窮理盡性，格物致知，誠意正心，天人洞徹，變通窮達，充廓精微，懷抱蹈晦，行素其位。窮可言一身之醫，一鄉之醫；達可言一國之醫，天下之醫。斂之治身，理會消患于未兆。施于有政，理會廣生于無窮。始以道變而言醫，終以醫化而爲道。得魚忘筌，得道泯迹。不以醫言醫而以理言醫，不拘于理言醫而以範圍天地，曲成萬物，充周通變，神吾心易。以忘乎醫可以安老，可以懷少，可以事君事親，可以捍患御災，可以鋤邪養正。一理該貫，形氣頓超。古人論觀覆育之理，而云火之剋金，水之生木，出入循環，生剋嗣續。老彭得之以養身，君子得之以養民，聖人得之而天下平。

　　夫攝生之法，與修齊之道，理無二歧，道同一軌。道無往不載，醫無往不寓。如五穀爲養，五畜爲益，農之醫也。五果爲助，五蔬爲充，圃之醫也。明消長，識存亡，修省豫立，趨吉避凶，卜之醫也。審陰陽、表里、虛實，調木、火、土、金、水五味，藥石之醫也。道以載醫，所包甚廣。曷不聞鶡冠子曰：伊尹之醫殷，呂望之醫周，奚生之醫秦，申麃之醫郢，原季之醫晉，陶朱之醫越，夷吾之醫齊。魏文侯曰：管子用政，行醫術以扁鵲之道，桓公其霸乎？吾夫子修《春秋》，醫萬世亂臣賊子，祖述堯舜，憲章文武，律天時，襲水土，醫百世百王百帝，示誠明四勿醫。後世儒者心用之妙，入道積德之基。夫人言醫，豈可膠柱鼓瑟，固執草、木、金、石爲醫之云乎哉？夫如是，豈不爲補衮、豈不爲曲成萬物，充周通變哉？夫何小之有？夫何云遠泥而君子不爲之有哉？

予故曰：謂小道不可也，謂人不融會而小其道可也。謂道爲遠泥不可也，謂心學失傳，囿于形迹而泥其道可也。彼小之者，自因見道之小，非吾之所謂小也，我廣大之。彼泥之者，自因識道之泥，非吾之所謂泥也，我廓充之。《傳》曰人能弘道，非道弘人，顧人造就力行之何如耳。志道者，必先知所止，則志有定向，自不爲過論他歧惑，信夫！

不知《易》不足以言太醫

古人見道之真者，發言不苟，言必大有攸繫：窮理之至者，立論必精，論確誠爲准範。《易》豈易言哉？不知《易》不足以言醫，醫之尤不易言，明矣。何也？蓋醫乃人之司命攸繫，匪輕誤治，死不復生，所慎莫逾。醫可粗率易言，則孟浪傷生，而比比致夭枉耳。

有唐孫思邈，憂憫世弊，久假不釐，夙志衛生，探玄索隱，得延齡入室之奧，感觸而發言曰："不知《易》不足以言太醫"。其言簡而切，其意博而深，大開來學之基，提命聾聵之失，重有生之稟，啓衛生之蘊。普仁壽于黎元，公治安于羸劣；戒支離妄作，化粗率孟浪，確乎垂準範于百世者也。粗工不諳斯理，昧造精微，皆曰《易》我豈不能知乎？皆曰醫我豈不能言乎？殊不知人莫不飲食也，鮮能知味也。自唐及五代，延宋、金、元以來，貫《易》理而言醫者，不幾人耳，多未之見也。

夫一陰一陽之謂道，人稟陰陽五行化生。言醫者必先溯流窮源，推明吾人肇初之所以成形，腑臟經絡、九竅百骸、陰陽剛柔，若何配合而結凝？童幼壯老，精形氣血，若何升降而榮衛？飲食入胃，清濁若何輸分？若何流經合精？若何傳氣于肺、傳血于肝？若何傳水谷于脬腸？五氣相貫，若何循環無端？脉自何而生？若何而爲血之府？若何形擬謂天真委和之氣？若何謂君主、相傳、將軍、中正、臣使、倉廩、傳道、受盛、作強、決瀆、州都之名？端倪浩秘，工于此預，當致知格物而委曲旁通，不可害理忍心而糊塗朦昧。

夫人在氣交之中，勝復更變之不淳，而寒暑眚災之每患。寄醫審療，必先瞭瞭胸中，方自神神指下，望、聞、問、切，剖白毫釐。識感、中、傷三者標本之甚微，明内、外、不内外因、表里之虛實。砆毋混玉，紫不奪朱。施治免誣，死生可寄。嘗讀帝經示工曰：法天紀，明地理，無失天信，毋逆氣宜，毋代化違時，毋伐和失正，絕人長命。夫言醫而必先天紀天信、地理氣宜、化時和正者，以人肖天地，合陰陽造化之妙。《易》根蒂陰陽，統宗萬象。言醫者不窮理而明《易》，啻酌輕重長短而舍權衡，成方圓而舍規矩，正五音而舍六律，雖聰巧及聖而制無所施，言醫何所據哉？實實虛虛，不無損不足而益有餘之咎矣。

蓋人物動靜，無往非易，則起居食息，隨在寓醫。《易》爲造化之不可常，醫乃陰陽之不可悖。不可常，故神妙莫測；不可悖，故死生攸繫。《易》以時日、孤虛、王相而言貞悔，醫以生剋、制化而兆吉凶。不知《易》而言醫，輕生命而終無以詣其醫之奧。工言醫而據《易》方有本，而籍以彰其理之玄。人命死不復生，治失剪誤，甚于刃挺。孫子體認帝經親切，欲工造窮理盡性之學，會醫《易》同原，天人一理。全正命，廓含靈，不支妄粗孟而遺人夭殃耳。古人言醫如此，醫其見天地之心乎？

愚孤陋寡聞，始有疑豫，初學讀《易》，徒誦乾爲首，坤爲腹，震爲足，巽爲股，坎爲耳，離爲目，艮爲手，兌爲口，蒙昧未通，咀嚼無味。存恆肄業二十有五年，寒暑無間，研究斯理，溯源圖洛，剽竊先天理學之書，見其以天地剛柔、陰陽卦象，廓配人物，百骸九竅，肇初原始，表里立言。又以日爲心，月爲膽，星爲脾，而辰爲腎，水爲膀胱，火爲胃，土爲肝，石爲肺。陽與剛交，而生心、肺及三焦、胞絡、大小腸；陽與柔交而生肝、膽；柔與陰交而生腎與膀胱；剛與陰交而生脾、胃。一故神，兩故化，窮神知化而又推沖漠之滋生。心又生目，膽又生耳，脾又生鼻，腎生口，膀胱生血，胃生髓，肝生肉，肺生骨。又推一步，以乾爲心，坤爲血，震爲腎，巽爲骨，坎爲髓，離爲膽，艮爲肉，兌爲脾，泰爲目，中孚爲鼻，既濟爲耳，頤爲口，大過爲肺，未濟爲胃；小過爲肝，否爲膀胱。地中天而石中火，心膽象之。命在首者宜縱，命在根者宜橫。心膽反之。一脉三部，一部三候，三而天，三而地，三而人。神統于心，氣統于腎，形統于首，形氣交而神主其中。象三才言之，天之神棲于日，人之神發乎目。寤棲心而寐棲腎，動靜配之。飛者翅，依木食木。走者趾，依草食草。人之手足，翅趾也，兼食草木而又食飛走，于萬物貴之。天地有八象，人倍之而爲十六象，合天地之所以生人，合父母之所以生子。以一萬三千五百合八百一十，以二百七十合十六，二分之數。以人成形之理合天地，以天地造化之理配人形。天人一理，昭著淵源，本末始終，至爲精密。而始知"脉之生，合胃脘之陽"之句。血之府，迺官府之府。稱天真委和之氣，端詳野馬氤氳、升降、榮衛之機，悉準干支旋轉。君主、相傅、將軍、中正、臣使、倉廩，而有神明、節制、謀慮、決斷、喜樂、五味之殊，傳送、受盛、作強、決瀆、州都，而有變化、化物、伎巧、水道、氣化之責，支分節譬。

醫《易》初無兩歧，不知《易》不足以言醫之言，誠後世聾者之雷霆，瞶者之日月，全正命準範無窮，信不我誣也。誠哉，百世之師乎！今之言醫者，輕天畀之生源，視醫道爲技藝，不求標本虛實，罔推直達橫行。徒知四君、四物爲氣血之宗師，而七方幽微未品；執二陳、二賢爲痰飲之主帥，而十劑多少昧從。三療駁雜，十形混淆。治保輕視知陰知陽之説，調攝不究三虛三實之玄。資贍俗甄妒能，世弊畏首畏尾。藉王道之論，恆談曰補曰攻。踐瞽人冥行之譏不避。以《易》專卜書，視醫爲近理。置古人立心、立言、立法，永付虛文。輕醫典，從標、從本、從中，蔑同迁論。白首誓不窮經，青年僭擁虛器。論及至此流涕。慨夫！醯雞管見，陰懷負疥之羞；明哲砭裁，憲量舍田之誕也。謹論。

五運六氣變化勝復淫治抑果切于醫否 文院題試外撰呈進

觀天地萬物造化，一陰陽氣理而已矣。寂之原于一，感之殊爲萬。氣與理不可析言，陰與陽相爲對待。先儒謂天以陰陽五行，化生萬物。氣以成形，而理亦賦焉。斯言備矣！

粵自太虛寥廓，肇基化元，萬物資始，五運終天。曰陰曰陽，曰柔曰剛。幽顯既位，寒暑攸張。蓋陰陽爲萬物綱紀，變化勝復，迺運氣之代更，生成之終始。清陽形上，如日月星辰，雨風露雷；濁陰位下，若水火土石，走飛草木。人參兩間，而神造化于其中。性情形體，意言象數，壯衰壽夭，離合窮通。贊三才，同四府，負陰抱陽，食味被色，何莫而非陰陽氣理之流行也。故物極謂之變，物生謂之化。經曰：動而變者爲變，靜而順者爲化，其蘊奧布在三墳。孔安國序《尚書》曰：伏羲、神農、黃帝之書，謂之三墳，言大道也，謂其經與時合也。羲畫八卦，統陰陽運氣變化之神神也，而稽疑定豫、吉凶消長載焉。

農嘗藥石,體陰陽運氣變化之生育也,而五行各性、氣味厚薄分焉。帝敘《內經》,推陰陽運氣變化之精微也,而致中和,位天地、育萬物生生之道著焉。三聖端倪,其理一揆。言醫者,演其緒餘一二,而敷裁成之,道其運氣爲樞要之指南。據經曰:治病者必明六化分治,味色所生,藏府所宜,迺可以言盈虛病生之緒。不知年之所加,氣之盛衰,虛實之所起,不可以言工。唐太僕王冰曰:天真氣運,尚未該通,人病之由,焉能精達? 戴人曰:不明五運六氣,檢遍方書何濟? 至丹溪亦以人之腑臟,外應天地,司氣司運,八風動靜之變,及取楊太受五運六氣,須每日候之,記其風雨晦明之説。夫運氣變化、勝復淫治,切醫道之宗,奉生之本矣。後此他歧,不知其本也。迨有傷巧成拙,嗜爲怪誕,浸若馬宗素之流,偏玩穿鑿,智者戒焉。

宋•林億曰:堯授四時,舜齊七政,禹修六府,文推六子,伊尹調五味,箕子陳五行,與醫之五運六氣造治之理,其致一也。斯言也,豈欺我哉! 抑豈襲許行爲神農之言哉? 夫有所受之也。醫擬將譬,疾之命寄于醫,猶兵之命繫于將,責艱不易,任重匪輕。奈何訛言莫懲? 咸謂斯典,偕人索九丘,值孔之黜,厄秦之燼,雜魏之火,闕師之藏,先模糊于蝌蚪遺文之錯,雖獲美于先天窮理之學者,稱其博邃精密,而猶疑爲七國時之書。後學因之,略置弗究,年遠失真,傳淪習舛。致小于唐令,見蔑于宋儒,廢墜迄今,藉爲技藝,日漸趨下,資贍紛紜,誇靡爭尚。加以嫉忌生而大道愈泯,訕謗作而至理彌乖。去聖久遠,俗襲成弊。慨夫以至精至微之道,流爲至陋至淺之文。議論棟充,理要塞積。秘古方而就今病,歲氣何先? 分門類安擅專科,天和屢伐。三天兩地,一氣流行之理罔謀,而刻舟求劍、膠柱鼓瑟之誚聵坦,踐也。工時間有體運氣而言鍼藥,則比比群駁,譖焉。噫! 去道遠矣,曷知昔黄帝氏重生命,代天工而全天畀,志福蒸民,探玄索隱,抑嘗以此勝復淫治天地之氣,逆從變化之機,得否宣運、調味,曲折旁通,問于岐伯。時伯曰:昭哉問也! 遂從其類,序分其部主,別其宗師,昭其氣數。若何而候天道? 若何而調民病? 以人生有形,不離陰陽。合人形以法四時五行而治,悉以對焉。由此觀之,則運氣變化,確乎于醫切矣。彼理氣一誠而寂于不動之先者,侯無言也,即其象分形見于感通之後,姑強牽合淳漓而言之。

天分五運,蒼、丹、黅、素、玄,即木火土金水也。其各爲化,以所經星禽之分野,準危、室、柳、鬼、牛、女、奎、壁之舍,緯心、尾、角、軫、亢、氐、昂、畢、張、翼、婁、胃之羅。次日月立門，巽乾稱户。九星、五星，行有度，止有舍，周天有遲疾，而運氣爲之應躔。二十八宿，主乎陰，主乎陽，各一十四數之分，統晝夜隨之旋轉。兩極出地入地，明魄更死更生。天干始甲而終癸，應春，爲四時之長。地支從子至亥，應陽，爲生氣之先。分曰干支，合曰歲立。立號著名，彰德表事。日起一，月起二，星起三，辰起四，天爲五。水一，火二，木三，金四，土爲五。四加一而天地之數五，五之無窮。三兩之而天地之數六，六之有紀，五味、五色、五聲，六律、六呂、六節。五六相合，理氣錯綜。以運氣合五味言之，木化酸，火化苦，土化甘，金水化辛鹹。或收或散，或潤或炎。氣味有厚薄，性用有躁靜。治保有多少，力化有淺深、走入、勝傷、惡宜、合欲。凡辛甘主發散，皆陽；凡酸苦鹹主涌泄，皆陰。以運氣合五色言之，在天曰青道、赤道、黃道、白道、黑道。陽曆陰曆，亘萬古之朝暮。曰東赤、南白、西黃、北黑。曉午暮夜，迺一日之四時。于物有純駁榮悴，各遂其性之付，應人肝、心、脾、肺、腎。十形九氣，華榮生剋，徵兆天地之災祥，變見人物之凶吉。以運氣合五聲言之，木角、火徵、土宮、金商、水羽。值陰值陽，有太過不及、大少平正之殊。曰敷和、升明、備化、審平、靜順；曰委和、伏明、卑監、從革、涸流；曰發生、赫曦、敦阜、堅成、流行。各五而三，一十五紀之應。在天地彰勝復愆淫，在人物審剋應休悔。以運氣合律呂言之，月分十二，隔八相生，氣根于子曰奇。十一月起自黃鐘，寅太簇，辰姑洗，午蕤賓，申夷則，戌無射。氣值于合曰耦，十二月起自大呂，卯夾鐘，巳仲呂，未林鐘，酉南呂，亥應鐘。一、三、五、七、九爲六陽辰，二、四、六、八、十爲六陰辰。三分下生，上生三分，損一益一，列管位方，飛灰制氣。候大動小動，驗氣戾氣和，律度量衡，皆由此積。元會運世，體物不遺。以運氣合六節言之，節制相涵，真靈推蕩。天以六六爲節，天之紀，六期一備；地以五五爲制，地之紀五歲一周。地五歲而右遷，天五歲而餘一。始少陰而終厥陰者，天之氣分六節也。始厥陰而終太陽者，地之氣應六節也。日月四四一十六位，天地四四一十六變。日有進六退六，行陽贏而行陰縮。數有二八二六，統體始而分用終。至于二大二小，二分二至。極北大寒，極南大暑，三氣小滿，六氣小雪。春秋二分，卯酉氣平分而始異。冬夏二至，子午氣至極而變生。正對生成，同源異緒。支德干德，齊化兼化。其司有歲，其交有時。氣顯西東南北之行，火隱少壯散生之理。陽消陰長，日下而月自西生。陰勝敵陽，日望而月從東出。暖而爲暑，忿而爲怒，主客參差，相生布令。消長盈虛，各差其分，《易》之復、臨、泰、壯、夬、乾、姤、遯、否、觀、剝、坤是也。運氣道路，間分左右，居儀渾璣璿，候積氣時歲，曰上前下後，曰司天在泉。甲己宰乎南政，六竟內一十二年。乙至癸主乎北政，序司四十八載。寸、關、尺陰陽不同，開闔樞標本亦異。上下遇臨，論父子有和、符、刑、逆、順。干支逢化，校貴賤分天符、歲會同。大氣之體，風、暑、濕、燥、寒、火。大氣之用，動、熱、潤、乾、堅、溫。晝見月而陽中有陰，夜列星而陰中有陽。地氣之上爲雲，雲出天氣。天氣之下爲雨，雨氣地生。升已而下，下者爲天；下已而升，升者謂地。天地依附，互爲其根。動靜循環，寒來暑往。

　　夫運氣不能真淳，而真邪爲之交薄。是以感召或偏于漓雜，而變化勝復相淫。先儒爲變者化之漸，化者變之成。然勝復寓于變化之中，言醫之切要，安得不詳分時司氣德之屈伸、政令變報之往復哉？《經》曰：感于人則形體具而爲神機之樞，變之之謂；達于天則寒暑運而爲生生之本，化之之謂。曰時，謂時化之常。厥陰所至爲和平，少陰所至爲暄，太陰所至爲埃溽，少陽所至爲炎暑，陽明所至爲清勁，太陽所至爲寒霧。曰司，謂司化之常。木爲風府璺啓，君火爲大火府舒榮，土爲雨府圓盈，相火爲熱府行出，金爲殺府庚蒼，水爲寒府歸藏。如風搖形見，雲雨蕃鮮。霧露周密者，氣化之常也。始爲風，終爲肅；始爲熱，終[1]爲寒；始爲濕化，終爲注雨；始爲火生，終爲蒸溽；始爲清，終爲燥；始爲寒生，終爲溫德，化之常也。毛、羽、倮[2]、介、鱗之化附焉。生、榮、濡、茂、堅、藏，布政之常也。爲撓動、迎隨，爲高明焰、曛，爲沉陰、白埃、晦暝，爲光顯、彤雲、曛，爲煙埃、霜、勁切、淒鳴，爲剛固、堅芒、立，令行之常形焉。氣變之常，木火土，爲飄怒大涼，爲大暄寒，爲雷霆驟注烈風。火金水，爲飄風燔燎霜凝，爲散落溫，爲寒雪冰雹白埃。上下相召，損益昭彰。所以然者，按于經曰：德化者氣之祥，政令者氣之章，變易者復之紀，災眚者傷之始，此之謂也。又曰：鬱極乃發，待時而作。蓋氣有多少，則發有微甚。如木發而毀折，火發而曛昧，土發而飄驟，金發而清明，水發而雹雪。實勝虛，烈敵剛，堅制柔，強攻弱。陰消陽位，下各乘以所勝者，皆謂之報，皆謂之物極則反之

1　終：原作“中”，據下文行文規律及文義當作“終”，因改。此下“中爲溫德”同此，亦改。
2　倮：亦作“臝”。此下原有“羽”字，與前“羽”字重複，因刪。

象,皆謂之亢則害承迺制之徵,皆涵水生于土、火潛于石之理也。據《六紀》而論變化勝復淫治。

夫變于上者應乎下,變于外者應乎中。《玄珠》謂九星懸朗,七耀周旋,取化源先奪其時,候天占謹守其日。以垂象有大小,則省視應遠近。如巳亥厥陰之紀,風火同德,上應歲熒,占勝復淫治,則知政撓令速;子午少陰之紀,金火合德,上應熒白,占之則知政明令切;火木同德者,寅申少陽之紀也,上應熒歲,政嚴令擾;濕寒合德者,丑未太陰之紀也,上應鎮辰,政肅令寂;卯酉陽明之紀,金火合德,上應太白熒惑,政切令暴;辰戌太陽之紀,水土合德,上應辰鎮,政速令徐。微甚差分,皆準以三十度有奇。衍太過不及,災咎之兆。又有陰干不及,炎宮卽眚于各辰。值不及而或無災,爲平氣逢于四正。歲化無窮,變遷莫極理數,如此推之,迫頑類臺家流耳。抑果確切于言醫,實涉于民病耶!

噫!夫人以天地之氣生,四時之法成,彼蒼之氣,尚不越乎五行,人在氣中,豈不應于天道?《經》曰:天樞之上,天氣主之;天樞之下,地氣主之;氣交之中,人氣從之,萬物由之。氣相得者和,不相得者病。是以升降出入,翕辟氤氳,陰平陽秘。順四時之典少疏,則營亂衛虛,而八風之邪易客,故諸風掉眩爲肝木。痛癢瘡瘍心火屬,濕腫痞滿脾土經,氣膹鬱痿肺金伏。寒之收引腎水司,五運主病樞要目。

六氣淫勝,或爲諸暴強直,支痛里急,筋縮戁[1]戾;或爲血溢暴注,喘嘔吐酸,瘤氣結核,衄衊淋秘;或爲積飲痞膈,蓄滿腫痿;或爲瞀瘛搐搦,瘈疭暗昧,躁擾驚駭,耳鳴喉痹;或爲乾勁揭皴,澀枯涸閉;或爲癥瘕癲疝,急痛閉痞,食飢禁固,厥逆利水。膚陳戕槪,皆德化政令之報,高下前後中外之感。言醫者,誠能窮天紀譜于指節,察地理融于掌紋,體人情熟于交際,合聲聞于五音,合色望于五行,合脉候于陰陽,不俾內外之邪,滋甚于乘年之虛。失時之和,遇月之空,謹候病機,隨氣所在而審變,各歸不勝以保化,務期體用鑒衡,達權通變,桴鼓相應,斯執樞矣。帝經攸萃至理,而慮工粗以爲迂;或固執己見,鹵莽偏縱,候格陽爲熱,認拒陰作寒,治失剪誤,死不復生。眾目可盲,屋漏難掩,仁者鑒茲,于心安忍?帝岐設論,故恆言陰陽四時,逆之則災

---

1 戁:音閑。《中華字海》載"怒""壯大""迫"三義,據文義,似與"怒"合。

害生，從之則苛疾不起。治不法天紀，不明地理，災害至矣。無失天信，無逆氣宜，無翼其勝，無贊其復，叮嚀告戒，諄諄懇切于宣運、調味、達木、發火、奪土、泄金、折水，謂無犯熱，無犯寒，不遠熱，不遠寒。至于上淫于下，以所勝平之。至于外淫于内，以所勝治之。用辛涼以治風淫，用鹹寒以治熱淫，用苦熱以治濕淫，用鹹冷以治火淫，用苦溫以治燥淫，用甘熱以治寒淫。司天民病較在泉民病，佐味不同；淫勝民病與復氣民病，臣使亦異。其氣之勝也，微者隨之，甚者制之；其氣之復也，和者平之，暴者奪之。熱因寒，寒因熱，潤燥而㓟堅；塞因塞，通因通，溫勞而除客。邪之眚人也，辨虚、實、正、微、賊。工之診候也，識母、子、夫、妻、乘。察其是動，察其所生，扶衰抑強，攻留散結。宜鍼治者，先知治神。補寫按月之死生，時日審刺之巨繆。慧慧冥冥，妙開妙闔，烏烏稷稷，熟方熟圓。宜按蹻者，玄微固難擬語，然和衛調榮，導引五禽八法，造還虚抱一，圓融月窟天根。宜調味治者，七方十劑，心傳標本，宗源六法六門，神運逆從指趣。日月診度求，和取從折屬。驅役草木，召遣金石，制勝伐勢，資化助生，諸此筌倪，不可勝紀。大抵不過以民命爲重，生物爲心。欲工克通疏，各安其氣，以平爲期。若鍼焫藥蹻，必宜治于某方，泥矣。順天道，調民病如此。工有專恃一方一法，偶爾中療，輒自矜伐獨賢，詢以運氣變化勝復淫治行行，曰《素》所罕言，但于施治惟能作效。殊未知微邪雖祛逐于暫驗，而元氣實偏損于無形。昧足如斯，不可以要語也。盍不聞《經》云：自古通天者，生之本，必先歲氣，毋伐天和，無盛盛，無虚虚，而遺人夭殃。化不可代，時不可違，無致邪，無失正，無絶人長命。言醫者，奚有悖陰陽造化氣理，而肆言別有簡捷切近之道求哉？雖然資全責任寄工，而怡養樞機由己。若恃三治而意恣動安，蓋藥石終非同類，而發實歸走，攻取必偏，茲又昧奉生益攝之主賓也，亦弗思矣。昔帝以往古人皆度百歲，而動作不衰，今時之人，年半百皆衰，疑而致明于岐。岐對以今時人，竭精耗真，快心逆生，不若古也。愚謂人有定壽，聖智不能加多。然每見失養遘疾，非正致危，其機端由己矣。陰精陽精之論，豈可必其如所奉降哉？間嘗尋繹壯衰壽夭，溯流窮知，今古之人，同胞異習。古人妙悟真要，積精全神，不易動撓。食時骸理，慨此身粟渺，而叨贊兩間，出入升降，啻凌覆杯。知無不出入，則嗇出入；知無不升降，則密升降。惟恐廢則神機化滅，妙玄玄于守中；推原息則氣立孤危，神精精于防杜。法天地，象日月。穀肉果蔬，不過倍傷正。益壽俟命，病安從來？氣立觸覆命歸根之説，不必專主于植物言，而以辭害意也。今人元氣稍薄，凡不則古，加以七情内擾，六氣外淫，動靜違和，方調藥石，不異渴時穿井，而臨門鑄兵。故小病則甚，大病或危，根本失培，每歸工咎，忒矣。先儒謂善于養生者，以氣而理形，以理而理氣。理順則氣和，氣和則形和，形和則天地萬物無不和矣。蓋養氣踐形以全天畀者，醫之最上一乘道也。

《易》謂勿藥有喜，然至于鍼焫藥餌二義也，愚妄曰：醫傳之誠，在于自治，何如耳？醫理玄微，思苦味甘，自不能舍。始悟指豎子、呵臀癰、鍼妖剖腹，將謂藥石乎？醫乎？小道乎？凡有志于斯者，苟能不畫天于譾劣，不安于小成，不視爲技藝，不泥于形迹，不惑于他歧，釋誇摩爭尚之心，革嫉忌訕謗之習，脱去凡近，恆竭心力，日就月將，爲之猶賢乎己，必有可觀者焉。

或有人曰，盧國之扁，魏國之華，晉之叔和、士安，漢唐之仲景、思邈，下而易水老子、戴人諸張[1]、河間、東垣、海藏、謙甫、丹溪、攖寧生、劉宗厚輩，專美于前者，命世奇傑，吾匪人，不可思齊也。如此論之，大道湮矣。夫何諸賢歷歷相繼而出耶？斯言不爲暴棄之甚，其蠱斯道、阻來學，害尤甚也。道之不明不行，弊端不基于此哉？仰慕古人，信以堯、舜、禹、湯、文、武、周公、孔子，配天地悠久無疆之功業，道統自承。有曰：予何人也？有曰：予私淑諸人也。愚不揣庸駑，祖述三墳，憲章列聖，詢師質友，尋注會經，假得池水玄通，真機默契，剽竊精微，闡揚至理，俾醫道不淪于遠泥，而僅達中和致治之功。調御陰陽，蠲除疾苦，迴夭枉之期，協延齡之望，庶慰志道之初心矣。伏讀溫公家訓，有曰“積陰德以爲長久計”，深有吻于斯夫。來值授學無隱，愚罡俟而資覺焉。將命不絶闕，黨而潔進，尚與互鄉，諒毋靳也。夫人若徒能記誦經讀，喋喋附會而爲知要，自驕上工，無益于用者。其趨向造就，名實遼絶，惑世誣譽，譬虚車徒飾，烏可以言醫云乎哉！誕敷台下，語竊齊東。懼鄙井蛙，敢詫遼東之豕；包羞管見，妄孚囊里之錐。希振新而曲誘啓，他山石可爲玉攻，當仁不讓于師，事有成于恆德。

---

1 諸張：不規範的簡稱。度其意，當指張元素、張從正（字子和，號戴人）。也可能包括張璧（張元素之子）。

痰火鬱病源形症脉治 泗州按院試

《經》曰"治病必求其本"，明本則執樞，應斯順矣，否則昧施治，戕元氣。先賢謂事親當知醫，重生命而畏觸夭枉耳。夫人在氣交之中，翕闢氤氳，陰平陽秘。順四時之典，少疏則營亂衛虛，而八風之邪易客。今時民用，靜少動多，欲不動不可得。故凡動屬火，至劉河間遂有五火之説。痰因火動，王隱君遂著痰飲之論。痰火積久而成鬱，朱彥修發明六鬱之章。先秦越人演《素》《靈》精萃，陳脉要之玄，徵兆休咎，治斯大備。

自痰爲病而言之。痰起于脾胃，食入飲入，水穀肇生，隨氣上下，譬水載舟，初無爲害。至六氣外淫，七情内擾，津液凝滯經絡孫別，大溪小谷，隧道壅塞，痰斯爲病焉。在肝膽則頭面烘熱，眩暈耳鳴，常嚏而怒。在心分則怔忡驚悸，如畏人捕，坐臥不安，夢寐恍惚。在脾胃則噯氣吞酸，嘈雜嘔噦，齦浮頰腫，舌硬唇乾。在肺與大腸則喘急膹逆，咽燥嗌痛，或咳或咯，或爲大便不匀。在腎與膀胱、三焦、命門，則爲拘攣跂躄，臑腕痿軟；或骨節煩疼，或眼澀口糜，或胸膈壅塞，或腹間如二氣交紐，非痛非飢，儼如中氣不充；或噎塞妨悶，或血隨痰出，甚則或吐冷涎，或嘔綠水，或倒黑汁。涌上則神浮，流下則便潤。婦女患之，經閉不通；嬰幼患之，驚癇搐搦。王好古有五飲之分，曰支飲、留飲、痰飲、懸飲、溢飲之治。論痰之本，水也，原于腎。論痰之動，濕也，主于脾。備陳痰凝日久，色似煤炲，形如破絮，窨桃膠，狀蜆肉。辯新久輕重之殊，格黃白清濁之異。上者宣而下者奪，濕者燥而熱者清。軟老痰，攻頑痰，消積痰，開鬱痰。痰之病源，形症非止百端，概舉如此。

自火爲病而言之，五行各一其性，火獨二焉。君火以名，相火以位。人火龍雷之不同，而相火又寄于肝腎二臟之間。二火之火，出于天造，一水不勝二火者是也。五火之火，出自人爲。五臟之火，隨感而起，一水不勝五火者是也。夫五行理氣，天人所同，故河間申明《内經》曰：諸風掉眩，屬于肝，火之動也。諸痛癢瘡瘍，屬于心，火之用也。諸濕腫痞滿，屬于脾，火之勝也。諸氣膹鬱，屬于肺，火之升也。諸蒸瘵汗，屬于腎，火之奮也。又有思極損神，脱營失精之火，醫不易療。原諸脊瘈，皆屬于火；諸禁鼓栗，如喪神守，皆屬于火；諸逆衝上，皆屬于火；諸燥擾狂越，皆屬于火；諸病胕腫疼痠，皆屬于火。迨至喘嘔吐酸，暴注下迫，轉筋，小便渾濁，腹脹大，鼓之有聲，癰疽瘍疹，瘤氣結核，吐下霍亂，衄衊蠛污，血溢血泄，笑悲譫妄，皆火所致。朱彥修擬元氣混一之説，謂氣有餘便是火，實瀉虛補。火之病源形症如此。

至論鬱之爲病，謂病久生鬱，鬱久成病，互爲其根。氣血衝冲和，百病不生。諸病皆生于拂鬱，此一句在内因上説，彥修分氣鬱、濕鬱、熱鬱、痰鬱、血鬱、食鬱六者。而詳主治，蓋述《内經》土火之鬱發四，金鬱發五，木鬱發無定期，水鬱發屆二火。氣多少，發微甚，亢害承制，悉如氣應。甚者差三十度奇，氣未至者爲乖令。究三因，推六病，明熱鬱而成痰，痰鬱而成癖。癖如泉石之癖，好靜而厭動也。血鬱而成癥，癥在婦女爲瘕，蓋婦女以衝冲任血室爲主，在男子則爲癥疽瘡瘍結核也。食鬱而成痞，氣鬱而濕滯，濕滯而成熱，熱鬱而成痰，痰滯而血不行，血滯而食不消化。六者輾轉牽制，相因成病。鬱之病源形症又如此。

夫痰、火、鬱三者相須，其派雖流于萬殊，其原實根乎一本。又考脉爲血之府，先天委和之真，死生徵兆，悔吝關係，勿偏泥于七表、八里、九道。浮、沉、遲、數，但分脉之虛實，診之虛實，病之虛實立法。不見不聞之中，貴乎潛神。《經》云："知其要，一言而終。"玄玄微微，心悟神窺。

夫春弦、夏洪、秋毛、冬石者，四時脉理之大要也。甲己宰乎南政，六竟内一十二年。乙至癸主乎北政，序司四十八載。寸、關、尺陰陽不同，開闔樞標本小異。上下遇臨，論父子有符和，行逆順，干支逢化；較貴賤，分天符、歲會同，虛、實、正、微、賊、子、母、夫、妻、乘，千緒萬端，運氣脉理之變化也。《經[1]》曰：不知年之所加，氣之盛衰，虛實之所起，不可以言工。

據今六脉而言：

左寸心與小腸，臟里而腑表，六部聯屬皆然。心主血脉，診重六菽。脉來累累如環，如循琅玕曰平；來而益數，如雞舉足曰病。今診心部脉，時起、時隱、時滯，起透火之升。隱爲痰之積，滯乃鬱之兼。主天君不安，怔忡驚悸，動止盤折，瘖寐恍惚。

左關肝膽，肝藏血而膽爲青腸。診重十二菽。謀慮決斷所司。脉來厭厭聶聶，如循榆葉。在春曰平，夏宜稍洪，但益實而數，如循長竿曰病。今診肝部脉，時弦、時洪濁、時遲。弦爲太過，侮土剋脾，爲火。洪濁爲火，爲痰。遲爲鬱滯。主章、期二門募腧隱痛不舒，謀慮猜疑，恐或恚怒，案牘目浮花，多

---

1 經：原作"王冰"，非也，以下語出《素問·六節藏象論篇》。據改。

勞不耐視,但取來去潤而澀,不爲氣少榮衰。

左尺腎與膀胱,化基根蒂,主藏精,象坎水。其體本静,診按至骨,脉來上大下兑,濡弱曰平;啄啄連屬,其中微曲曰病。今診腎部脉,時大時小,診候以一月爲率,大少而小多。大爲濕熱之火,溜蘊于膀胱。小爲沉静之源,奠安乎本位。大主溺黄,或熱;上弦下弦前後,相火間一妄徵。

右寸主氣,肺與大腸。診重三菽,脉來靄靄如車蓋曰平,不上不下,如循雞羽曰病。毛令當秋,一洪四貫,仿佛不離。今診肺部脉,或沉,或滑。沉爲痰積,滑主壅多。主肺腧肩胛脊臂,或時痠疼,或遍身皮毛急驟不舒,或膻中氣膹不續,中氣懸懸如飢。

右關脾胃,專主肌肉。診重九菽。脉來中大而緩曰平。高陽生謂"阿阿緩若春楊柳",言其柔軟而和潤替澤也。但滑大洪數,皆曰病。今診脾胃脉或大,或滑,亦有時而和平。和平乃脉隧清利而見。其大爲胃火,滑迺痰瘀。平中渾濁,多鬱過思。

夫脾胃位居長夏,寄王四時。東垣以脾胃而論痰火,專據《内經》節飲食起居,不致脾胃損傷爲主。蓋胃爲水穀之海,主稟四時,皆以胃氣爲本。胃損則不納,脾損則不化,元氣斯弱,百病交侵。今公冗妨飲食之時,焉能得節?起居冒風寒之苦,胡可如經?致令轉輸不匀,時和時痞,膹脹不快,痰火消爍,飲食雖進,不爲肌膚。或飽後倦臥,或久坐致傷。

右尺命門、三焦所寄,位同腎部。診不論菽,脉來淵静微洪曰平,單洪滑疾曰病。老年人假火以爲元氣者,因壯火之氣衰,正此部也。元氣之所繫,精神之所舍。又謂水穀之道路,氣之所終始,又曰:十二經之根本。今診右尺部脉常静,時一洪,洪爲煩勞日張,火隨稍熾,静得本體,洪迺煩心。

夫痰、火、鬱客于諸經,而天真委和不能暢溉乎四體,求其能勞而不病者,未之有也。其抑火升水,養陰退陽,清痰開鬱,補母瀉子,五治三療,意味精詳。默該方品,但專主緩導,故以順氣爲先;爲切戒峻攻,故只用養正居首。氣味厚薄,方劑陰陽,斟酌湯丸,保不犯禁。謹啓毋過思,毋憂恐,此病爲害,毋恚怒。夫怒則氣逆,思則氣結,恐則氣下,又爲湯丸之妨也。誕敷臺下,語近疏迂,不揣樗櫟之庸,敢效涓埃之悃。制方加減,以衛其外侵,伏乞順時制宜,以怡其内養。地天交泰,真元自復乎太初。人我兩忘,疾眚應蠲于桴鼓也。井蛙叩首謹論。

右附湯劑一道,不敢執一,百日一候,應候加減。斯爲必先歲氣,毋伐天和。衛營浮沉遲數,驗日月之盈虚;氣味君臣佐使,順陰陽之厚薄也。

附：試論主方化痰、抑火、開鬱，從緩治、戒峻攻

半夏壹錢五分　陳皮鹽水拌一宿，秋冬盦二宿，曬乾，用壹錢貳分　白茯苓柒分　甘草肆分，生用　香附子童便浸一宿，秋冬浸二宿，再用水淘洗，曬乾，壹錢貳分　山梔仁壹錢，冬月薑汁炒用　天花粉壹錢貳分，冬月貳二分，只用壹錢　瓜蔞仁柒分，大便潤減叁分，不甚潤不減　黃芩壹錢，冬月或間用，或炒用。

右用水二鍾、薑一片，煎至七分去粗[1]，常服。

五臟加減食藥所宜，如某經有某病，卽加某藥于前主方內，煎服。

肝部：左脅氣滯，加柴胡伍分。○或脅下，或當臍，并少腹隱痛，加青皮叁分。○或生恚怒，加甘草叁分。○肝欲緩，急食甘以緩之。○鬱加川芎伍分。○肝欲散，急食辛以散之。○左脅氣滯痛，間服當歸龍薈丸一服。○氣不快，服枳朮、寬中、越鞠丸。

心部：心神不寧，加酸棗仁伍分。○內熱，加黃連伍分，冬月炒用。○養心育神，加當歸壹錢，常用亦可。○膻中虛氣飽悗，亦加黃連伍分。○小腸熱，加木通伍分。○心神不寧，多忘，加遠志伍分。○內熱，三黃枳朮丸，白湯下。○天王補心丹、寧神定志丸、天水丸，俱白湯下。

愚謂，心神不寧，皆痰火鬱遏。心虛不寧者，別治經驗。治實痰一方于此：

半夏麴貳錢伍分○陳皮貳錢伍分○黃連壹錢○枳實壹錢○梔子仁壹錢○川芎伍分。

右水二鐘，薑三片，竹茹一團，煎服。嘔呃，服此神效。妊婦戒服。

脾部：胃火盛，加梔子仁伍分。○胃火牙疼，加牡丹皮壹錢。○痞滿，加枳實壹錢。○鬱，加蒼朮伍分。○飽悶，加山查壹錢。○徒健脾經，加白芍藥壹錢，冬月炒用。○中氣覺空，加白朮壹錢，臍下有動氣戒用。○十分有胃火，加石膏壹錢無妨。○鬱，加香附伍分。○脾熱，加芍藥柒分。○胃熱，亦加黃連伍分。○脾熱，加[2]桑白皮柒分。○血熱，犀角地黃湯、枳朮、寬中、越鞠丸、三黃枳朮丸。

肺部：內熱，加黃芩肆分。○燥，加天門冬壹錢貳分。○微熱，加沙參壹錢。○微燥，加玄參壹錢。○火鬱，加桑白皮壹錢。○痰嗽，加地骨皮壹錢。○鬱，加桔梗柒分。○以苦下之，桔梗之苦。清氣化痰丸。

腎部：益火之源，以消陰翳，壯水之主，以鎮陽光。火之源在命門。上說。○濕熱，加鹽水炒黃柏壹錢。○滋腎水，加知母壹錢。腎氣渾濁，加玄參壹錢。○膀胱血熱，加生地黃壹錢。○脬中熱，加牡丹皮柒分。○補腎水，天一生水丸、古八味丸、丹溪大補等丸，神仙延壽丹。

五運六氣爲病，木、火、土、金、水，應人肝、心、脾、肺、腎。如有一氣爲

1　粗：卽“渣”。

2　加：原作“和”，據上下文體例，當爲“加”字形誤，因改。

病,前主方內加某藥,中病卽止,不可常服。

風角巳亥:頭眩暈,加天麻伍分。〇頭目眩暈,加蔓荆子柒分。〇脊痛、頭痛、身痛,加酒炒羌活柒分,〇或加川芎伍分。〇遍身倦怠,或痛,加防風柒分。〇陽明頭痛,加石膏壹錢,冬月戒用。〇頭目風眩,或加菊花壹錢。〇風寒頭痛,加麻黃柒分。痰厥頭痛,加半夏麯壹錢無妨。〇白术半夏天麻湯、九味羌活湯。

暑太徵,子午:內熱、眩暈、口苦舌乾,十味香薷料三錢。〇或天水料壹錢伍分。〇傷暑飽悶,加厚朴叁分,薑汁炒。〇或加砂仁子二粒。〇精神不爽,加五味子十五個。〇傷暑懶食,加白扁豆壹錢。〇小水短,加澤瀉捌分。〇汗多,加黃耆伍分,〇或加人參伍分。〇咽嗌燥,加天花粉伍分,〇或加麥門冬壹錢。〇清暑益氣湯、六和湯、二香散、知母四苓湯。

濕宮,丑未:身臂隱痛,加蒼术壹錢。〇身臂痛,羌活、防風各柒分,〇或當歸拈痛湯,〇或清燥湯,〇或獨活寄生湯。〇下部治法同寒門。

火少徵,寅申:肺熱,加黃芩伍分。〇腎熱,加玄參壹錢。〇脾熱,加赤芍藥伍分。〇心熱,加黃連伍分。〇胃熱,加梔子叁分。〇肝熱,加柴胡伍分。〇天水丸、三黃枳术丸、清氣化痰丸、涼膈散、黃連解毒湯。〇肝熱清氣散。〇小便赤,八正散無妨。

燥商,卯酉:肺氣不爽,加天門冬壹錢,可常服。〇腎燥,加知母壹錢,可常服;〇或加麥門冬壹錢,可常服。〇大便閉,加郁李[1]仁壹錢,〇或火麻仁搗碎,加壹錢。

寒羽,辰戌:身臂痛,加酒炒威靈仙柒分。〇兩足無力,牛膝、黃柏、蒼术各壹錢。〇兩足痹痠,加獨活柒分。〇兩足不耐立,加當歸壹錢。〇腳氣,加木瓜、草薢各壹錢。〇足膝痛腫,龍膽瀉肝湯加黃柏壹錢。〇腳膝痛,加酒炒防己壹錢。〇或足痛要行藥勢,湯劑內加附子壹錢無妨。〇風寒濕合而爲痹,與濕門通用。

凡春夏秋冬,四時宜加之藥,不必泥古方。《經》云:或有所假,不必拘之。

一陽曰:試方主佐加減,拘于貴公,堅同衆議,統治三疾而陳,恐矛盾偏見致譖,姑委彷符,深慚依樣畫葫蘆也。予造斯道,施治悉如前撰運氣論內所言,不敢畏首畏尾。假如卽時傷寒,法融仲景;溫暑火暍,法體河間。內傷分七情、勞逸、房室、飢飽,法仰東垣;六鬱雖取彥修所述,乃博採往哲多方,損益調龢,體認機宜親切,汗吐下和,三從五治,時措合宜,捷驗桴鼓。宋三百年出錢乙、陳無擇輩,而無擇尚有不善用方之議。東垣元之首稱,而彥修尚昧輕,發"用東垣之藥,效仲景方"之語。將來恆志《素》《難》,高賢鑒茲俚贅,毋輕立欬傷生,千載是懇!

1　李:原作"里",乃"李"之音誤,藥物僅有"郁李仁",因改。

《醫學統宗》附試論

傷寒傳足不傳手辯

　　或有問于一陽子曰：傷寒爲病，傳足經，不傳手經，定論乎？予對曰：妄也！非窮理格致之言也。夫傷寒肇自仲景，述經立法，成書久矣。而仲景言治，卽時病也。有不卽病，至春暖氣觸發，病名曰溫。至夏熱氣觸發，病名曰暑。劉河間言傷寒變古法，非河間識見高出仲景也。然爲溫暑病例耳。氣宜不同，病機亦異。六氣人在其中，天樞已上，天之三氣主之；天樞已下，地之三氣主之。冬值六之氣用事，正太陽寒水攸司，卽病苦頭痛、身熱、脊強者，則知是太陽經寒水相承。卽時言傷寒，故先自足經始。寒多居下，氣類感投。傷寒形症，各以其經所見而名。若陽明經則見目痛、鼻乾、不眠，少陽經則見耳聾、脅痛、寒熱、嘔、口苦，太陰經見腹滿、自利、尺寸沉、津不到咽，少陰經見舌乾口燥，厥陰經見煩滿、囊拳。于中又分兩感、併病、合病，又辯巡經、越經、過經。次第不拘，拘必始于太陽，而治理必確確據症體經，察脉之准的。足經先受，手經亦傳，故言足而不言手也。傳足經不傳手經，有是理哉？前人屢立辯矣，而草窗劉子，指足經所屬水土木，手經所屬金與火，有涸冰坼裂、葉落枝枯、愈堅不襲之譬，證傷寒傳足經，不傳手經，昧者奇之。引贅丹溪遺書。噫！傷寒闈奧，豈井蛙可僭吹哉！試劉子將人榮衛經絡上下截斷，不相聯屬，下一段受病，上一段無干，痛失氣血旋轉周身瞬息罔間之旨。曷不考流注成歌曰：肺寅大卯胃辰經，脾巳心午小未中，申膀酉腎心胞戌，亥三子膽丑肝通。百骸潛循，五道默貫。妙天地大氣升沉，應璿璣刻漏上下。秒塵失度，災眚立見。血氣不續，十二官立危。援古治以辯，朗如日星。

　　夫人起居失宜，寒邪偶襲，必先皮毛燥熱，鼻塞息粗，肺主皮毛，手太陰辛金先受病矣。王海藏有傷寒自皮毛入之語，師氏有桂、麻、羌、芎之設，藥雖太陽，表之，表之劑，施汗法，舍皮毛何自而解疏？更衣悖常，結泄溏閉，手陽明庚金已受病矣。師氏有芍、實、硝、黃之用，藥兼正陽三陰，里之，里之劑，施下法，舍大腸何自而通利？劉子謂金遇寒而愈堅，信乎？其不思一也！寒邪包束，陽氣拂鬱，舌生胎，言妄錯，手少陰丁火病矣。師氏有瀉心數法。亢極煩蒸，肘膊爍熱，手厥陰胞絡火、手少陽三焦火病矣，治有柴胡數條。小便癃閉，手太陽小腸火病矣，治有八正、五苓之別。劉子謂火體極熱，寒不能襲，允乎？其不思二也。五臟六腑皆受病，榮衛不通，《內經》格言也。劉子謂傳足不傳手，可乎？其不思三也。人備五行，醫擬譬之，審思氣血經絡處立論，纔近理切當。彼劉子涸冰之説，認水爲汲用之水也。然世有溫泉之水，川流之水，不舍晝夜，寒不能涸而冰。人之腎水，遇寒而溺反頻，涸而冰者，未之有也。土坼之説，認土爲地土之土也。然世有向離之土，陽谷之土，春氣恆存，寒不能坼。人之脾土遇寒，裂而不堅者，未之有也。譬木爲林木之木，世有檜青松柏，霜雪不凋。人之肝木，遇寒而目盲者，未之有也。以金爲金玉之金，以火爲鑽燧之火。劉子言不訥而人物混淆，造未精而誕論穿鑿，例欺來學。未造堂室者，偏執藉口，謬唱橫傳，蠹道殊甚。

夫傷寒自仲景立法，千有百年，而後之叔和、奉議、安常、無己輩歷繼，迥出人表者，尚皆率由舊章，拾掇殘缺，法外未駕片言，永式施治。又採《内經》帝問于岐伯曰："今夫熱病者，皆傷寒之類也。"岐對以"人之傷于寒也，則爲病熱。"既云病熱，則無水冰、土坼、木枯之説，而有爍金火亢之徵矣。劉子彼何人斯，敢恃管見，惑世誣譽哉！先哲戒工："不明運氣經絡，開口動手便錯。"其劉子人乎！傷寒爲病變遷，死生寄于旬日。愚不揣譾陋，率陳委曲爲辯，以俟哲者裁之。

二陳湯卽脾胃藥

一陽曰：人皆知二陳湯治痰，陳皮、半夏、茯苓、甘草。恆見病家求痰藥，向醫云，祈于二陳湯中加些脾胃的藥。醫答云：治痰正要加脾胃的藥。是何昧哉！

夫二陳湯，隱先時取化源之機，補母瀉子之法，失傳日久，人鮮體認。殊不知吾人一身之痰，起于脾胃。古人論痰之本，水也，原于腎。論痰之動，濕也，主于脾。脾胃和平，痰自不生，轉輸失職，痰日生焉。故用陳皮辛溫疏暢，而令脾土運化。半夏辛烈，大和脾胃。然脾胃惡濕喜燥，以半夏燥濕，譬如磨子石燥，自然下物快。虛則補其母，心乃脾胃之母，故用茯苓補心。脾胃常將濕處求，又借茯苓滲泄去濕。甘草是脾胃本經藥，又恐土中隱火，生甘寒而瀉火，不俾太過，務求適中。恐木來侮土，故用甘草緩肝。四物相須，一舉四得。或曰：二陳湯古方不在脾胃門。噫！不思甚也。大凡嘔吐屬陽明，橘皮半夏湯治嘔吐，是其證也。醫不深究斯理，專以二陳湯爲痰藥。病家見二陳湯，而惡云內無脾胃藥。醫尚如此，求治者何足論哉！今時醫甄世弊，以訛傳訛，皆惡半夏之燥，每以貝母相代。貝母即《北山詩》云"言采其蝱[1]"，舒鬱專耳。治痰不及半夏也。二陳古意，至此大失。學者檢古良方，必須詢師質友，尋繹前人立意處，再體病者之甚微，不可恃偏用慣熟，悖方本旨。是爲之説。

四物湯亦是脾胃藥

或有問于一陽子曰：人皆稱四物湯是婦女專門之藥，内有脾胃藥乎？一陽曰：四物湯中，隱潛脾胃家治法，人昧久矣。且脾經少血多氣，四物湯中當歸、地黃生血，灌漑脾經。土畏賊邪，木來侮土，四物湯中白芍藥能瀉木補脾。或曰：酸爲木化，芍藥味酸，木類也，如何補脾？一陽曰：芍藥味酸，是求屬衰之之法。木侮土泄，芍藥止瀉可證。《經》曰：風淫所勝，治以辛涼。風淫，木化也，以川芎之辛涼。肝欲散，用川芎之辛以散。非制木補土，脾胃之藥乎？雖俗云專門婦女血藥，然皆脾胃中藥也。但醫用有差等耳。或曰：產後禁用白芍藥否？一陽曰：新產氣血未平，恐芍藥酸收作痛耳。本草謂芍藥專治血虛氣痛，新產正血虛氣痛之時，用醇酒拌芍微炒，和平酸味，正合經旨，用之何妨？而朱彦修云：白乃西方庚辛金，大伐木生之氣，過論也。產中用芎歸湯，而佐以益母草、山查，消散惡露。虛熱大作，加炒乾薑。血痛，加玄胡、丹皮、鬱金。眩暈，加瓦上炒的荆芥穗。乳少，加天花粉。口乾，加麥門冬。七八日後，方可食葷腥。氣虛，加參、芪。血塊凝滯作禍，不可泥于大補氣血，放膽用玉燭散下之無妨，推陳致新，亦是補法。因時制宜，有何不可？血流漂杵，不必拘拘盡信矣。學者見得病多，用得藥熟，理明心暢，自不爲金伐木之言執。是懇是懇！只因產後大補氣血之言，致積血而殆者恆有，可勝歎哉！

引《内經》辯彦修論瘧似鑿

一陽子曰：彦修論瘧，以三日一發者受病一年，間日一發者受病半年，一日一發者受病一月。發于子午卯酉日，少陰經；寅申巳亥日，厥陰經；辰戌丑未日，太陰經。按子午爲少陰，而遺卯酉陽明兩經。巳亥爲厥陰，而遺寅申少

---

1 蝱：原誤作"盲"，據《詩經·鄘風·載馳》改。《北山詩》乃《詩經·小雅·北山》，無此句。

陽兩經。丑未爲太陰，而遺辰戌太陽兩經。引《機要》夏至後，處暑前，爲三陽經；處暑後，冬至前，爲三陰經。然處暑前亦有子、午、巳、亥、丑、未日，可允爲三陰經乎？

夫歲有四時、二十四氣，夏至後冬至前只半年，二時十二氣，其餘半年二時十二氣，不言瘧，抑必人絕無發瘧之病乎？概略鋪敘，混似近理，逐細推究，確乎漏鑿。人在氣交之中，稟養不齊，氣血盛衰，皆能爲病。洪荒宇宙，寥漠天泉，忍按日支，以人病歸同一經，曷不引《內經·瘧論》本文曰："虛實不同，邪中異所。"故邪中于頭項者，氣至頭項而病；中于臂者，氣至臂而病；中于腰脊者，氣至腰脊而病；中于手足者，氣至手足而病。予謂一日自子至巳，分陰中之陽者，在氣血上均治。陽中之陽者，在氣分上多些治。自午至亥分陽中之陰者，亦在氣血上均治。陰中之陰者，在血分上多些治。十二時氣血流注，某時瘧發，就治在某經。又審此經，或氣多，或血多。汗吐下和，因時准酌。其一日一發者，淺而治易。間日一發者，深而稍延。三日一發者，治在氣血虧虛上。宋陳無擇《三因》章謂瘧有外感四氣，內動七情，飲食飢飽，房室勞逸，感觸不一。似出《內經》夏傷于暑，及水氣舍于皮膚之內，與衛氣并居之敘。究其一日一發，間日一發，三日一發，寧數日又發，或早或晏，益早益晏，先寒後熱，先熱後寒，單熱不寒，四時異發，《內經》備載全文。獨溫瘧有冬中風寒，至夏大暑，與汗皆出一條，亦未曾有某一年、某半年、某一月之分。彥修所造，述經論理，敷以新意，密緻處頗多，何論瘧有不顧照之疵？歷代先哲議論，悉祖《內經》。彥修雖遠不可頑仲景，而近不及東垣，其操筆亦不致悖戾經意，抑遺稿壞于盧和之手，妄附己意，未可必無。予恐來學，誤執藉談，偏認經絡，陰賊真元，是爲之辯。高明者祈勿泥彥修之名而云僭焉。

原辰戌不云土而云太陽寒水

或問曰：辰戌丑未，四季爲土，而六氣以辰戌爲太陽寒水者何也？一陽曰：丑未位居艮坤，已爲太陰土矣，則辰戌不得占也。或曰：水在子上，子如何不爲水？一陽曰：氣萌于子，陽生于子，陰生于午，陰陽正對生成，互通立極。子配午爲君火之對化，則不爲水也。然則如何以辰戌而爲寒水乎？一陽曰：戌居乾，辰居巽。巽東南，乾西北。乾金象，分形見，纔一畫便成天。天一生水，水肇自西北也。丙辛化水，辛在戌地，丙在東南，辰與丙鄰，水土無正位，故從丙辛水化，況水爲土用，濕氣生之。《遁甲經》曰：六戊爲天門，六己爲地戶，故辰昏占雨于天門地戶。諺云"朝看東南，暮看西北"，則水爲土用，濕氣之生，明矣。又曰：土之化曰濕、曰雨。又曰：濕則土生，乾則土死。泉在地下，濕化信矣。又《內經》云：地氣上爲雲，天氣下爲雨，雨出地氣，雲出天氣，則土雨之化見矣。辰戌爲水，有何疑焉？戌爲正化，在辛位也。曰太陽者，以人生于寅，三才備于寅，以寅居首，爲少陽。卯爲陽明。三陽極于辰，故辰爲太陽。曰寒水者，以陽極陰生。《經》云：火位之下，水氣承之。亢則害，承乃制也。太陽寒水，子明之乎？夫三陽皆東西，三陰皆南北。問者唯唯而悟，色似未慊，姑錄梓以俟哲者稽正云。

論醫固執陋見

一陽曰：清、任、和三聖自宣尼以下，尚各一偏。自軒岐、越人、仲景以下，亦各一得。伯夷聖之清，伊尹聖之任，柳下惠聖之和。夫至于聖而尚隘于一偏，較宣尼時中之聖，便見差等。今之盲醫，一概固執方言，何曾廣見博尋，融會體貼。遂不分美惡，不反躬自究。明者斥其所說差錯，他便固執己見，云出自某書，自是其是。引前人之言擭口，終身不能入室，可毋慨夫！一陽子叩首，願學者勿執。

儒者看《通鑒》，先要識這一朝代制度、禮樂、文章、成敗、舉錯、興衰、得失之由，然後細記事實甚容易。今人看醫書，不曾多見，且不理會《素》《靈》，便自家特記的些須皮膚之論，自以爲能。見士夫患家朗讀，可笑之甚。這醫義理幽玄，應來病因無盡處，所以學醫亦無盡處。正合諺云："做到老，學到老，不會到老。"信乎淺近之言，格言也。學者能體貼諺云三句，不爲上工，亦爲中工矣。

論注《內經》甚難

一陽曰：王太僕校《內經》，志堅力竭，注雖間有小疵，而大成之功不泯。自仲景以下多賢，隱而不方其抵牾，而或立別條，詳明其室。滑氏伯仁，別立《素問鈔》，不幸至朱彥修屢斥其強解之非，大誤來學藉口，忽略注釋，遂至連經文不究。然此經，據軒岐至唐蕭宗時，算三千四百五十八年，殘廢日久，零落散亡，假使不經冰之手，而彥修遽然操筆，吾恐瀚漫失真，確無指歸。武樂美善未全盡，豈可容易着眼吹毛求疵？夫彥修甚有方人之病，襲人之長，揚人之短，卽議東垣制方之謗，毀罵高陽生之説，不識何苦如此？正合諺云"會説見成話的"，如《局方發揮》，大昧當時氣運人事食飲之失。予考彥修方論，皆前人成言，敷以新意，述多作少，取《格致餘論》"不治已病治未病"等篇，較冰之《内經》序文，并注《脉要精微》《平人氣象》《玉機真藏》《三部九候》《藏氣法時》《宣明五氣》《八正神明》，其神化拔萃，後世人難于操筆，而游、夏不能助一詞者。若《天元紀大論》《五運行大論》《氣交變大論》《五常政大論》《六元正紀大論》《至真要大論篇》，萬世人所不及，朗如日星，震妄毁敢與抗衡，行潦河海彰彰矣。縉紳于醫理，大概據文悟釋，未經師氏心玄，忽于直窮到底，且未廣集衛生群書，皆奇彥修之述爲撰，擬譬張、劉、李爲四子稱，而又云彥修集大成。夫集大成者，聖也。予考歷代高賢遺迹，若以岐伯、越人爲醫中尼父，則仲景可爲顏、曾之陪，而河間、東垣在子貢、子夏之列[1]。若滑伯仁，義理精明，制作諄萃，可續游、夏之班，論彥修又下一等耳。噫！人或有當時色莊便佞，交結縉紳，彼此推重，以致聲譽日宏。予因《内經》注釋之難，遂爲是説。

論醫不讀《素》《靈》執方用藥

或有人問于一陽子曰：世醫如何不精《素》《難》？一陽曰：予先亦昧不悟，後深得其情，然彼皆執方治病，爲行之或有所驗也。且勿論陰陽表里虛實之微旨。渠凡欲汗者，投以麻黃湯則汗，渠皆曰汗法止于麻黃矣。欲吐者，投人以瓜蒂散則吐，渠皆曰吐法止于瓜蒂矣。欲下者，投人以硝黃湯則下，渠皆曰下法止于硝、黃矣。服枳术寬中，服五苓利便，服胃苓止瀉，渠皆曰寬中利便止瀉，止于此數藥矣。盲不尋繹，病有外寒内熱，形[2]有表實里虛，有新病觸動舊病，有久病脉似暴病，有病似在皮毛肌膚而禁汗者；似在上焦而禁吐者；似在中焦有不可寬、不可下者；在膀胱、小腸、大腸，有便不可利、瀉不可止者。不畏有陽斃于桂下嚥，而陰亡于黃入胃。七方微旨，十劑機樞，幼未授于明師，長恥

1　列：原作"到"，不通。據文義，此字當爲"列"之形誤，因改。
2　形：原作"刑"，不通。據文義，此字當爲"形"之音誤，因改。

詢于賢友，偶爾一藥幸投輕病，自謂醫道得矣。止于此而已矣。色莊僭妄以驕貧，脅肩鑽刺以諂富，虛譽日張，縉紳高彦聞而延之，未歷試之。説之不以道，亦允曰良工也。里俗農商諸家，望聽于高人藉重，宜乎不知，亦皆曰良工也。皆知賴良工之治病，不知或有陰被良工夭生。年久歲深，接親信篤，治有差忒，付之于命，愚者受之。是以啓玄子有冤魂塞路之歎。知者疑之，疑而不專信者，有命矣。宣尼慎疾，藥未達不嘗。高疆論兵，三折肱取譬，皆真能重命，畏死不兩生。且思今之人，非炎農之聖，若遇毒藥，可能神解化哉？予不忍世弊浸入骨髓，深爲切近之災，悖天地生物之仁，虛聖賢治生之典。且士有爭友，不離于令名。一陽子叩首，諸業醫者，勿謗勿毀，今後留心于經文，勿恃醫道行，恃才自足，閑中不接人閒談會飲，手不釋卷。爲之猶賢乎矣，必有名實可觀焉。

論上古中世議論今人到不得

《内經》八十一篇、七十四篇皆理致，七十五至八十一在用上説，亦有意味，精微處未備，下世議論終不反。予讀七國時文字，姑卽《孫子》十三篇，七國時書。孫子兵法，不但甲于當時，至今談兵，未有出其右者。大抵孫子露些圭角，三國時武侯亦用的孫子兵法。武侯用得渾厚，故稱王佐之才。孫子作十三篇，恐儒議誚詐術。他先自訴出"兵者，詭道也"，己能而示之不能，用而示之不用，是謙受益，退步誘他，似有若無、實若虛的道理，但他心術欠正些。《素》《靈》論治生之道，説上知天文，下知地理，中知人事。孫子論兵，重在天時、地利、人事，利而誘之，譬醫之從治；亂而取之，譬醫之急攻的法。一曰道，二曰天，三曰地，四曰將，五曰法，是醫之木、火、土、金、水。是儒之仁、義、禮、智、信。到那令民與上同意，可與之同生死而不畏危。這功夫雖是籠絡的事，在心上説也難。將者智、信、仁、勇、嚴，盡有許多大道理，不用武的宦途，與學者味他，亦資識見。大抵治民修身的匡廓正大，不要偏在詐術上，是以七國時議論，校之頗高。觀後世言治生，沒有強似《素》《靈》，言用兵，沒有強似《孫子》，可見當時人出人一頭地，今人雖援引，會褒貶，終是到他不得。劉溫舒文論辭語漸下，亦可以觀時世元氣貞淳漓薄處。

隆慶三年己巳歲孟春刊行。

校 後 記

　　《醫學統宗》爲個人醫學叢書，含子書 7 種，明·何柬補遺續撰于嘉靖二十八年（1549）。

一、該書作者与内容特点

　　何柬，字文選，號一陽子（簡稱"一陽"），海陵（今江苏泰州）人。他在評述《華氏内照圖》時提到："予先年精力時，以醫隨師徵南，歷剖賊腹，考驗臟腑"。可見其曾爲軍醫，熟諳解剖。據載何柬中年時曾與嘉靖間名醫潘弼（號西泉居士）"友善"[1]，曾共同尋繹《内經》精義。鍼灸世家李松稱"何公久得鍼法之正傳"，可見何柬亦以精於鍼灸而聞名。

　　何氏在評論《醫説》一書時，利用其熟知的解剖知識，抨擊了流傳甚廣的"捫腹鍼兒"之説。此説謂胎兒在腹内手扯母心導致胎兒不下，鍼兒手遂下，可見兒手指猶有鍼痕。何柬認爲："人心在膈上，下有膈膜，遮護腸胃漚濁之氣，况心懸近膻中，部穴鍼禁……卵生者即有殼裏，兒在胞内"，與母親的心臟無法接觸，因此胎兒手扯母心之説極爲荒謬。

　　在治學方面，何氏服膺其同里鄉賢劉純（宗厚）所撰《醫經小學》，謂可"以式後學""誠入道之門，積學之基，衛生之先務"。在經絡、脉學等方面尤推崇元代名醫滑壽。滑壽《診家樞要》嘗言："天下之事，統之有宗，會之有元，言簡而盡，事覈而當，斯爲至矣。"故何柬將"統宗"二字嵌入書名，以示該書所集乃醫家當遵之要旨。

　　《醫學統宗》的子書中，首爲《難經本義補遺》。《難經本義》爲滑壽著，何柬爲之補遺，即補充注釋闡發，其見解冠以"一陽曰"。

　　其二爲《治病鍼法》，書前有兩引言。其一爲嘉靖己酉年（1549）李松撰，其二爲何柬撰。李松云其曾祖李玉本"子午八法，取六摞由之旨，著爲詩章"，代代相傳。此鍼灸詩章傳至李松，李松"托一陽公鋟梓"。何柬則謂鍼灸當"尋絡正經，根本上做工夫"，遂在李氏家傳鍼灸詩章後再續編若干内容，其中輯錄《難經·九鍼十二原》《十四經發揮》《醫經小學》等書中的經絡穴位歌訣多種。

1　載於明·劉浴德所著《脉學三書·醫林續傳》。見中醫古籍出版社 1991 年出版的傅景華編《中國科學院圖書館館藏善本醫書》。

其三爲滑壽《診家樞要》，乃脉學專著，何柬將此書收入《醫學統宗》，卻無任何闡發注釋。

其四爲《醫書大略統體》，乃何柬所撰醫書評論集。該集共評述醫書四十五部，其中有後世稀見之《張潔古藥注脉訣》《劉張心法掌中金》《名公醫萃》《本草詩集》《藥性要略》等書。何氏評書直抒胸臆，然偶有偏頗之處。

其五滑氏伯仁《厄言》，乃元·滑壽晚年讀書隨筆彙編，罕見流傳。當今《滑壽醫學全書》所收滑氏著作中，既未收入此書，也未在書後"滑壽學術思想研究"中提到此書之名。何柬校正此書，將其收入《醫學統宗》，可謂續絶之舉。

其六爲附錄，名爲《雜錄》，乃何柬所撰論文。其中有"南畿督學文院試卷"二篇，"泗州按院試"一篇，此均爲考察明嘉靖間醫學教育的重要參考文獻。另有何氏"文院題試外撰呈進"的《痰火鬱病源形症脉治》一篇，并附主方用藥。

其七亦爲附錄，名爲《試論》，收何柬論文九篇，既有傷寒傳變等理論探討，也有二陳湯、四物湯等臨證用藥辨析。何氏論文中多鍼砭時弊，有一定的參考價值。

二、底本流傳及校本選定

本次校點所用底本乃明隆慶三年（1569）刻本。日本京都大學圖書館藏。原書五册書號：01い13。版框約高19.6釐米，寬13.6釐米。每半葉十行，行二十二字。白口，上黑魚尾，左右雙邊。除其中子書《治病鍼法》書前有小引外，其餘諸子書均無序跋。刊行者不明。

該書首見於明·殷仲春《醫藏書目·散聖函》，但誤著錄作者爲"何柬父"[1]。此後諸家書目未見著錄，醫書中亦未見引用，可見明以後該書在中國業已失傳。今日本京都大學圖書館所藏隆慶刻本乃舉世孤本。其書前有"百百復太郎寄贈"及"京大圖民贈明治三七·八·一"朱印，可知此書乃1904年百百復太郎捐贈京都大學之書。該書于20世紀末複制回歸，曾予影印及校點。鑒於最初採用黑白照相機縮微拍照方式，複制本有若干模糊不清之處，今得以獲得

1　見群聯出版社1955年影印出版的〔明〕殷仲春的《醫藏書目》。

彩色高清掃描件,故得以消除所有難以辨識的文字,且在首個校點本基礎上再次予以精心校點。

由於該書系舉世孤本,故無其他版本可供對校。此本刻工尚佳,但畢竟是一般坊刻本(無刊刻堂號,僅書末載"隆慶三年己巳歲孟春刊行"),用紙較差,印刷亦欠佳,故常有成片墨色淺淡、字迹難辨處。因此,本次校點注意追溯何柬編纂此書時所用資料原出處,作爲他校之用。

例如該書7種子書中,《難經本義補遺》《診家樞要》占全書小一半篇幅,其主體有滑壽原書可供校勘之用,甚佳。

其次是《治病鍼法》一書,其篇幅占全書五分之一強。但此子書除《醫經小學》鍼法歌、《十四經發揮》經絡部穴圖兩節提示了資料來源之外,其餘部分皆未明示資料出處。經考察,該子書還參考了《難經》,并可能參考了明•汪機《鍼灸問對》卷下"周身經穴相去分寸歌"、明•高武《鍼灸聚英》卷四"十四經步穴歌"等書。通過這些他校本,解決了較多的錯訛衍倒的問題。

除上述諸子書而外,滑氏伯仁《卮言》乃是罕見之書,其餘《醫書大略統體》,附錄《雜錄》《試論》都是何柬自撰之書,自然無引用之書可資校勘,故只有采用理校以正其非。

三、校點中所遇問題與處理法

何柬的《醫學統宗》所收子書有醫學理論書,也有普及性醫書。例如《治病鍼法》,大量收載各種歌訣。這些歌訣多數是轉引自前人書,但其中又有改編。由此造成有的七言詩甚至會出現單句無下聯的情況。要判斷是否脫漏,就只有多找幾種同類的書籍互校,擇善而從。同時利用詩歌的特點(平仄、韻腳)來輔助判斷是否有脫漏之句。

其次是用字問題。在《治病鍼法》中的"《十四經發揮》經絡部穴圖"一節中,所有"部穴歌"中的中文數字,甚至包括穴名中的數字,原書都採用大寫的數字(壹貳叁……)。歷史上曾出現過這樣的做法,主要是宋代某些醫家懼怕數字錯誤導致藥物用量改變,從而影響到用藥的安全。但在《治病鍼法》這一節,主要涉及穴位的間隔距離,採用數字大寫,對閱讀運用確實不便。尤其是穴名出現"叁里""叁陰交"這樣的名詞,極爲罕見。因此本書將這類的大寫數字一律改成普通中文數字(一二三……)。

　　《醫學統宗》問題最多的是子書《醫書大略統體》。何柬雖精醫術，但對醫史文獻則不在行。該子書評論諸書，在學術上何柬多出新見，但對各書涉及作者及書志内容時屢見謬誤。例如《經史證類大觀本草》一條，提及"蜀唐慎微"，這種表述法很不規範。唐慎微乃北宋蜀（今四川）人，但在人名前冠以"蜀"字，就很容易被誤解爲後蜀（朝代名）之人。這類問題宜注、不宜改，因爲作者可能意在指出唐慎微乃蜀人。又如該子書有《圖經本草》一條，很容易被誤解爲宋·蘇頌撰《圖經本草》。該書爲元·胡仕可編，全稱《補增圖經節要本草歌括》，簡稱《本草歌括》，而不能簡稱《圖經本草》。有時何柬會將同一作者的不同書合成一個書名，這就更難理解了，此可見《原醫圖藥性賦》條。他如《脉訣須知》一書，乃不同時代多種脉書拼成，何柬不明其構成，故其評論則無的放矢，不知所云。這類的問題，非一般校勘法所能解決，必須對書史有充分了解才能加注説明。

　　《醫學統宗》雖是叢書，但其字數不過十幾萬字。這樣一部小書，本次校點，卻撰寫了二百三十餘條校記，足見其存在問題之多。筆者希望這些校勘能更有益於讀者閲讀此書。